麻醉专业住院医师规范化培训教学查房

主　编
余树春　杜晓红

副主编
连　芳　周志东　邓福谋

编　委
（按姓氏音序排列）

曹　草　谌雅雨　陈　勇　邓　伟　郭　莲　胡小兰
黄　丹　黄　松　郎海丽　李　昌　刘春芳　龙小飞
彭盛亮　孙　静　魏　根　吴　洁　肖　凡　肖仁杰
张　静　张忆平　周　斌

科学技术文献出版社
SCIENTIFIC AND TECHNICAL DOCUMENTATION PRESS

·北京·

图书在版编目（CIP）数据

麻醉专业住院医师规范化培训教学查房 / 余树春，杜晓红主编.—北京：科学技术文献出版社，2022.12

ISBN 978-7-5189-9956-9

Ⅰ.①麻… Ⅱ.①余… ②杜… Ⅲ.①麻醉—病案—岗位培训 Ⅳ.① R614

中国版本图书馆 CIP 数据核字（2022）第 238766 号

麻醉专业住院医师规范化培训教学查房

策划编辑：胡 丹 责任编辑：胡 丹 责任校对：张吲哚 责任出版：张志平

出　版　者　科学技术文献出版社

地　　　址　北京市复兴路15号　　邮编 100038

编　务　部　（010）58882938，58882087（传真）

发　行　部　（010）58882868，58882870（传真）

邮　购　部　（010）58882873

官 方 网 址　www.stdp.com.cn

发　行　者　科学技术文献出版社发行　全国各地新华书店经销

印　刷　者　北京虎彩文化传播有限公司

版　　　次　2022 年 12 月第 1 版　2022 年 12 月第 1 次印刷

开　　　本　787×1092　1/16

字　　　数　155千

印　　　张　8.5

书　　　号　ISBN 978-7-5189-9956-9

定　　　价　68.00元

序

　　麻醉专业住院医师规范化培训是通过全面、正规、严格的培训，使规培学员在完成培训后达到麻醉专业医师水平，能独立和正确地运用常规麻醉方法，对接受常见手术和检查的患者实施麻醉和疼痛相关的治疗，而高年级规培学员也需要掌握临床麻醉中一些特殊病例的围手术期处理方法。

　　《麻醉专业住院医师规范化培训教学查房》是一本主要针对麻醉专业规范化培训的临床常见病例教学查房专著。本书涵盖了围手术期困难气道管理、心脏疾病患者行非心脏手术麻醉处理、高危产妇麻醉、凝血功能障碍麻醉管理、儿科手术麻醉、手术室外常用麻醉管理等临床麻醉教学查房病例。通过对本书的学习，参与规范化培训的学员能够了解和基本掌握临床麻醉中各种病例的围手术期处理，保证患者安全。在现阶段麻醉专业住院医师规范化培训中，本书具有很好的参考价值。

　　在围手术期医学快速发展的今天，相信本书的出版会有助于麻醉专业住院医师的培训，提高他们的临床诊治水平，更好地保证围手术期麻醉的质量和安全，促进和提高围手术期的管理水平。

《序》作者简介

　　魏华锋，男，美国宾夕法尼亚大学临床麻醉与危重医学系终身教授，国际气道管理学会主席，美国气道管理学会、麻醉学会、神经科学学会和大学麻醉医师学会成员。美国国家健康总署、意大利卫生部等科研项目特邀评审专家。连续多年被评选为美国或费城优秀麻醉医师。

　　长期担任困难气道管理、麻醉学、神经科学、药理学等 58 个国际核心杂志特邀审稿人。其实验室的主要研究课题为钙离子调节紊乱在阿尔茨海默病的病理机制，在全球首次报道了麻醉领域用于治疗恶性高热的丹曲林（Dantrolene）可治疗阿尔茨海默病的记忆力缺失，并申请了题目为《鼻腔应用单曲林治疗老年阿尔茨海默病》的 13 个美国国家专利。

　　发明了魏氏鼻咽喷射管道（Wei nasal jet tube, WEI NASAL JET or WNJ）和魏氏喷射气管导管（Wei jet endotracheal tube, WEI JET），获得世界多个国家和地区的发明专利，并被应用于临床。这两种新的气道管理装置可以提供声门上喷射供氧和通气，增大呼吸抑制和困难气道管理时的供氧和通气，增强呼吸监测，明显降低患者呼吸抑制或困难气道管理时缺氧及二氧化碳蓄积并发症和死亡率。

前　言

　　医学教育是个连续的过程，住院医师规范化培训是毕业后医学教育的主要组成部分，是培养高水平医学人才的重要手段和必经途经。任何一名麻醉专业的毕业生都要经过麻醉住院医师规范化培训才能成为一名合格的麻醉专业医师。麻醉住院医师通过学习规范的要求并进行严格的考核，从而掌握麻醉专科医师所必需的知识、技能和态度，从而达到独立工作的水准。

　　住院医师在临床麻醉工作初总会遇到一些棘手的问题，这就需要带教老师给予一定的引导，培养其过硬的基础理论技能知识和理性的逻辑分析能力，教学查房就是很好的教学方法。在有经验的临床带教医师的带领下，以真实病例为讲课内容，进行提升规范化培训住院医师归纳总结能力的临床教学活动，是提高医疗质量和教学质量的最佳途径。相对于内外科成熟的教学查房体系，麻醉专业起步较晚。南昌大学第二附属医院麻醉团队一直尝试在教学中摸索有学科特色的教学方法，针对临床麻醉中遇到的一些常见病例进行教学查房。通过查房前的准备、住院医师汇报病史、床旁教学、病例讨论和复盘等内容，让规范化培训中的住院医师能够参与其中，有效地培养了他们的临床逻辑思维和实践操作能力，提高了他们的学习兴趣，活跃了教学查房的氛围，也提升了与患者沟通的能力。

　　作为全国首批麻醉专业住院医师规范化培训重点基地，我们的骨干教师从近3年的临床教学中选取了25个常见病例，精心设计了不同疾病的教学查房案例，将其呈现给各位同行以供交流。在此向提供案例的老师们表示诚挚的谢意！没有他们的努力工作和奉献，就没有本书的问世。同时，也请诸位同行不吝赐教。

编者

目　录

01 高血压患者的术前访视

指导老师	魏根	专业基地或科室	麻醉与围手术期医学科	日期	2022 年 3 月 14 日
培训对象	本专业：☑一年级学员 ☑二年级学员 ☑三年级学员				
教学查房名称	高血压患者的术前访视				
教学目标与要求	低年资住院医师：掌握高血压患者术前访视和术前评估的重要意义，掌握高血压患者术前访视和术前评估的基本内容 中高年资住院医师：根据访视结果评估美国麻醉医师协会（American Society of Anesthesiologists，ASA）分级标准并决定麻醉方案				
教学重点	1. 高血压患者术前访视和术前评估的目的 2. 高血压患者术前访视的内容				
教学难点	ASA 健康状态分级标准				
教学地点	麻醉科示教室				

【病历摘要】

患者，男性，69 岁，70 kg。

主诉：发现右侧腹股沟区可复性肿块 5 个月。

现病史：患者 5 个月前用力排尿后于右侧腹股沟区出现一肿块，直立及运动后突出，卧位可消失，近 1 周患者自觉肿块逐渐增大至 5 cm×5 cm，性质同前，为求手术治疗来我院就诊，门诊拟"单侧腹股沟疝"收入院。病程中，患者无发热，无恶心、呕吐及黑便，饮食、睡眠可，大小便如常，近期体重无明显变化。

既往史：患者健康状况一般，自述冠心病病史 3 年，3 年前行冠状动脉造影未发现明显异常，目前无明显胸痛不适，无运动后心悸、气喘等。有高血压病史 8 年，血压最高达 160/100 mmHg，平时口服硝苯地平、美托洛尔控制血压，血压控制尚可。否认糖尿病、脑梗死病史。1 年前因前列腺增生在腰硬联合麻醉下行"经尿道前列腺等离子电切术"，否认输血史，否认药物、食物过敏史。有吸烟史 30 余年，1 包 / 天，无酗酒史。

体格检查：体温 36.6 ℃，心率 70 次 / 分，呼吸 16 次 / 分，血压 130/80 mmHg。两肺呼吸音正常，未闻及干、湿性啰音，各瓣膜未闻及杂音，用力排尿后于右侧腹股沟区出现一肿块，直立及运动后突出，卧位可消失。

辅助检查：胸部 X 线检查示两肺纹理增多，动脉粥样硬化。心电图示窦性心律，大致正常。心脏超声示二尖瓣、三尖瓣、主动脉瓣轻度反流，左室射血分数 68%，左室舒张功能减退。平卧位行超声检查示右侧腹股沟区探及异常回声肿块，肿块的大小随腹压的增加而增大，肿块内可见明显肠蠕动。探头加压后肿块范围缩小甚至消失。

实验室检查：血红蛋白 129 g/L，白细胞计数 6.14×10^9/L，血小板计数 191×10^9/L；凝血四项正常；肝功能各项指标正常；肾功能检查示血尿素氮 7.5 mmol/L，肌酐 86 μmol/L，血糖 5.16 mmol/L。

诊断：①腹股沟疝；②高血压。

主要治疗方案：患者诊断明确，手术指征明显，术前相关检查未见明显手术禁忌证，拟行腹腔镜下疝修补术。

【教学查房实施过程】

（一）查房准备阶段（示教室）

1. 教学查房成员互相介绍。

2. 通过一个临床麻醉情景案例"男性，69 岁，70 kg。发现右侧腹股沟区可复性肿块 5 个月。诊断为腹股沟疝，拟在全身麻醉下行腹腔镜疝修补术"，来导出本次查房所涉及的内容，激发学生兴趣，促使学生思考术前访视和术前评估的流程和内容，接下来告知本次查房所要求的重点和难点内容。同时，给每位学员发放知情同意书、ASA 分级标准及评估流程表。

3. 今天查房的主要内容有病史采集、体格检查、沟通手术麻醉风险并指导患者签署知情同意书，由一年级学员主导，二、三年级学员补充，全程 0.5 小时完成，为患者查体后必须按照规定洗手，注意手卫生。

（二）临床信息采集阶段（床旁）

一年级学员 5 分钟内完成病史汇报。二、三年级学员做病史补充。

根据评估流程表及知情同意书让一年级学员独立完成信息采集及知情同意书的签署（每个学员根据发放的思维导图对患者的相关信息进行流程化询问）。

1. 首先由一年级学员进行一般病史询问

（1）过敏史及药物不良反应史：询问是否清楚过敏原、过敏症状及缓解方式等。

（2）吸烟史：烟龄、每天吸烟数量、近期是否戒烟。

（3）饮酒或吸食毒品：每天饮酒量、饮酒年限、近期是否戒酒；是否有酒精或毒品成瘾；是否长期使用安眠药等。

（4）家族史：有无恶性高热家族史、假性胆碱酯酶缺乏史和家族遗传疾病等病史。

（5）麻醉手术史：①已实施手术的种类、部位及术后恢复情况；②是否发生过气管插管困难、恶性高热、心搏骤停和过敏等严重不良事件；③术后是否发生过恶心、呕吐和疼痛等并发症。

2. 继续由学员完成系统性疾病的评估，询问是否存在各大系统疾病（图1）。

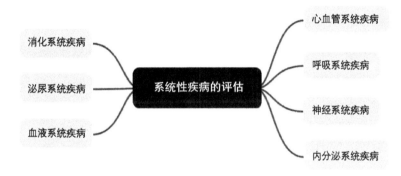

图1 系统性疾病的评估

3. 一年级学员自主指导患者配合麻醉：回答患者提出的关于麻醉的疑惑和问题，解除患者的焦虑和恐惧，取得患者的信任，运用通俗易懂的沟通方式，介绍麻醉方法和麻醉流程，并指导患者签署麻醉知情同意书。

4. 二年级学员自主与外科手术医师沟通并取得共识：包括外科手术类型、创伤程度、出血情况及对重要脏器功能的影响等，共同评估麻醉和手术风险，相互配合要点，可通过电话进行沟通。

5. 三年级学员判定 ASA 分级，制定麻醉方案：麻醉方法、麻醉术前准备、麻醉中监测项目、术中关注点（出血量、输液量、尿量），以及术后镇痛方案。

6. 指导老师做总结。

（三）病例讨论阶段（示教室）

指导老师点评（病史采集是否完整，补充遗漏，关注麻醉相关重点，与家属及外科医师沟通情况）。

提问一：如何进行高血压患者的脏器评估？

（1）心功能评估：心脏功能的临床评估方法有以下几种。①体力活动试验：根据患者在日常活动后的表现，评估心脏功能。②屏气试验：患者安静 5 ～ 10 分钟后，嘱其深吸气后屏气，计算其最长的屏气时间。超过 30 秒者提示心脏功能正常；20 秒以下者提示心脏代偿功能低下，对麻醉耐受力差。

（2）肺功能评估：需了解患者的日常活动能力，是否有活动后气喘，严重程度如何。但心脏病患者同样也可发生呼吸困难，需加以鉴别。查阅是否完善肺功能检查和动脉血气分析，若没有，在术前访视时可进行呼吸功能的简易测定，主要方法有屏气试验、吹蜡烛试验、吹火柴试验。询问近期是否有咳嗽、咳痰病史。

（3）肝功能评估：肝脏有多方面的功能，评价其功能状况需进行多种实验室检查。需强调，目前临床上常用的肝功能检查大多数属非特异性检查，如果单凭某几项检验结果即作为判断依据，往往不可靠，还必须结合临床征象进行综合分析，方能做出较合理的诊断。有关肝功能的损害程度，可采用临床常用的 Child-Pugh 分级加以评定。

提问二：高血压患者既往麻醉史和用药史的关注重点有哪些？

（1）既往麻醉史：患者既往做过手术，重点询问用的何种麻醉药物和麻醉方法，麻醉中及麻醉后是否出现特殊情况，有无意外、并发症和后遗症，有无药物过敏史，家庭成员中是否也发生过类似的麻醉严重问题。

（2）用药史：患者服用硝苯地平和美托洛尔，关注血压控制情况，是否存在高血压相关的并发症，同时，还应了解用药时间和用量，有无特殊反应；明确哪些药物与麻醉药物之间可能存在相互不良作用。据此，决定术前是否需要继续使用或停止用药。

（3）高血压分级。

提问三：合并高血压、冠心病患者的麻醉特点有哪些？

患者多伴全身动脉硬化，可导致重要器官功能的损害和异常，且手术本身对心血管、脑、肾及代谢功能有影响，术中麻醉诱导和苏醒均可引起血流动力学波动及心脏耗氧的增加；术中要尽量维持心率和血流动力学稳定。

提问四：合并高血压、冠心病的单侧腹股沟疝患者的麻醉管理注意事项有哪些？

药物选择：开放手术选择腹股沟切口，逐层进入疝囊腔，手术需要充分暴露疝囊，因此麻醉需要充足的镇痛和满意的肌肉松弛。麻醉维持选择静吸复合麻醉方式，静脉泵注丙泊酚、芬太尼、顺式阿曲库铵来维持镇静、镇痛和肌肉松弛。七氟烷吸入。应备好血管加压药物（去氧肾上腺素和去甲肾上腺素）、扩血管药物（硝酸甘油和硝普钠）以防止急性心力衰竭、心肌梗死等。

容量控制：根据中心静脉压（central venous pressure，CVP）及尿量精准控制液体的出入量，尽量降低心脏负荷，不增加心脏的氧耗。

监测指标：有创血压、CVP、心电图、心率、脉搏、血氧饱和度、体温、麻醉深度、动脉血气、尿量、呼气末 CO_2 分压、潮气量、呼吸频率、气道压。

血流动力学要求：密切关注手术进展，维持血流动力学的稳定。气腹时要避免高血压，整个手术过程要维持正常血压。

麻醉要求：维持一定的麻醉深度，保持脑电双频指数（bispectral index，BIS）在 40～60。维持血流动力学稳定，使 CVP 在正常范围且不影响动脉血压、不发生低动脉血压、不影响关键脏器灌注。防止低体温。纠正凝血功能障碍。调节水电解质平衡，保障机体内环境稳定，气腹建立过程中实时关注气道压、呼气末 CO_2 分压。

指导老师总结：该学生基本掌握了合并高血压的单侧腹股沟疝患者麻醉管理的知识点和注意事项，但有些小的关注点仍没注意到，能大致完成一台合并高血压的单侧腹股沟疝手术的麻醉，达到了住院医师培训要求的能力。

其他注意事项：在麻醉的过程中诱导要迅速平稳，在诱导的过程中要尽量保持患者血压、心跳的稳定。在气腹建立时要采取措施以确保不使血压波动太大。在整个手术过程中要全力维持血压稳定，充分给氧，防止心肌、大脑缺血。

最后指导老师提问（如可能出现的不良反应及处理等），学生查房结束后进一步查资料、整理以便深入理解。

①针对合并高血压、冠心病患者的术前访视和术前评估的重点在哪？

②对于高血压患者，如何评估其严重程度？

参考文献

[1] 杨拔贤，李文志.麻醉学.3 版.北京：人民卫生出版社，2013.

[2] 邓小明，姚尚龙，于布为，等.现代麻醉学.4 版.北京：人民卫生出版社，2014.

02
腹腔镜下胆囊切除术的麻醉管理

指导老师	孙静	专业基地或科室	麻醉与围手术期医学科	日期	2022 年 10 月 17 日
培训对象	本专业：☑ 一年级学员 ☑ 二年级学员 □ 三年级学员				
教学查房名称	腹腔镜下胆囊切除术的麻醉管理				
教学目标与要求	低中年资住院医师：提高住院医师临床实践的诊疗水平和能力				
教学重点	1. 病史的采集 2. 麻醉相关体格检查，包括困难气道评估、心肺功能评估 3. 患者麻醉方式的选择及原则 4. 以患者为中心，注重医患良好沟通				
教学难点	围手术期麻醉管理				
教学地点	示教室与病房				

【病历摘要】

患者，男性，56 岁。

主诉：上腹部疼痛 14 天余。

现病史：患者约 3 年前无明显诱因出现右上腹疼痛不适，无腰背部放射性疼痛，无恶心、呕吐及腹泻，无皮肤、巩膜黄染，每次疼痛发作时于当地医院接受抗炎、解痉治疗后好转，最近疼痛再次发作，自诉 9 月 28 日因上腹部疼痛前往急诊就诊，彩超提示胆囊结石，为进一步治疗入住我院肝胆外科三病区行手术治疗。患者自发病以来，精神、睡眠及饮食尚可，大小便正常，体重无明显增减。

既往史：患者既往身体一般。有高血压病史，口服厄贝沙坦片 150 mg，每天 1 次。

血压最高 180/100 mmHg。近日血压控制良好。否认糖尿病、冠心病、肾病病史。否认肝炎、结核病史。否认手术、外伤及输血史。否认药物、食物过敏史。

个人史：生于原籍，久居安义，否认疫区、疫水接触史。否认毒物、放射性物质接触史。否认烟酒嗜好。

婚育史：已婚，适龄结婚，配偶体健，夫妻关系和睦。育有子女，均体健。

家族史：否认家族及遗传病史。

【教学查房实施过程】

（一）查房准备阶段（示教室）

1.自我介绍：首先大家先做一下自我介绍，相互认识一下。

2.简单说明病例：今天查房的是我们肝胆外科的常见病例。患者，男性，56 岁，因"右上腹疼痛 14 天余"入住我院肝胆外科三病区行手术治疗。初步诊断为急性胆囊炎伴胆囊结石。拟在气管插管全身麻醉下行腹腔镜下胆囊切除术。

3.说明本次教学查房的目标及注意点：

第一，病史的采集；

第二，麻醉相关体格检查，包括困难气道评估、心肺功能评估；

第三，患者麻醉方式的选择及原则；

第四，在这个过程中，要以患者为中心，注重医患良好沟通；

第五，住院医师在病房里要注意自己的仪表、形态，也要注意自己的语言，注意保护患者的隐私；

第六，注意接触患者前后的手卫生。

（二）临床信息采集阶段（床旁）

1.指导老师与患者沟通告知其教学查房：教学查房的目的是培养住院医师临床实践的诊疗水平和能力，为他们以后独立面对患者提供一个良好的机会。希望患者能够配合。

2.住院医师汇报病史

患者，男性，56 岁，生于原籍，家住江西省安义县 ×× 小区。职业：教师。患者主诉上腹部疼痛 14 天余。

现病史：患者约 3 年前无明显诱因出现右上腹疼痛不适，无腰背部放射性疼痛，无恶心、呕吐及腹泻，无皮肤、巩膜黄染，每次疼痛发作时于当地医院接受抗炎、解痉药物后好转，最近疼痛再次发作，自诉 9 月 28 日因上腹部疼痛前往急诊就诊，彩超提示胆囊结石，为进一步治疗入住我院肝胆外科三病区行手术治疗。患者自发病以来，精神、睡眠及饮食尚可，大小便正常，体重无明显增减。

既往史：患者既往身体一般。有高血压病史，口服厄贝沙坦片150 mg，每天1次。血压最高180/100 mmHg。近日血压控制良好。否认糖尿病、冠心病、肾病病史。否认肝炎、结核病史。否认手术、外伤及输血史。否认药物、食物过敏史。

个人史：生于原籍，久居安义，否认疫区、疫水接触史。否认毒物、放射性物质接触史。否认烟酒嗜好。

婚育史：已婚，适龄结婚，配偶体健，夫妻关系和睦。育有子女，均体健。

家族史：否认家族及遗传病史。

病史汇报完毕。

指导老师进行评价及补充。

3.麻醉相关体格检查

（1）困难气道评估

1）张口度：大张口时上下门齿间距离小于3 cm或检查者2横指无法置入喉镜，导致喉镜显露困难。

2）颞下颌关节活动度：颞下颌关节强直、颞下颌关节脱位等可导致颞下颌关节活动受限，插管可能会困难。

3）甲颏距离：即在颈部完全伸展时从下颚尖端到甲状软骨切迹的距离。正常在6.5 cm以上，小于6 cm或小于检查者3横指的宽度，提示用喉镜窥视声门可能发生困难。

4）头颈运动幅度：正常时患者低头应能将其下颌触及自己胸部，颈能向后伸展，向左或向右旋转颈部时不应产生疼痛或异常感觉。

5）咽部结构分级：改良Mallampati分级。

6）检查有无气管造口或已愈合的气管造口瘢痕及面、颈部的损伤，颈部有无肿块，甲状腺大小、气管位置等，评价其对气道的影响。

7）对某些患者可能还需做一些辅助性检查，如喉镜（间接、直接的或纤维喉镜）检查、X线检查、纤维支气管镜检查等。

（2）肺功能评估

肺部听诊：肺部听诊的位置主要是在胸部、侧胸部及背部的各个肋间。一般是从肺尖开始，遵循从上到下、从外向内、从左到右的顺序。

临床常用简单易用的床旁测试评估患者肺功能，如屏气试验（憋气试验）、吹气试验、吹火柴试验。

患者的呼吸困难程度：活动后呼吸困难（气短）可作为衡量肺功能不全的临床指标，

一般分为 5 级。

0 级：无呼吸困难症状；Ⅰ级：能根据需要远走，但易疲劳，不愿步行；Ⅱ级：步行距离有限制，走 1 或 2 条街后需停步休息；Ⅲ级：短距离走动即出现呼吸困难；Ⅳ级：静息时也出现呼吸困难。

（3）心功能评估

1）根据 NYHA 心功能分级问诊：一般体力劳动后有无心悸、呼吸困难、胸闷、胸痛等。通过问诊评估患者心功能分级。

2）听诊心音：二尖瓣区在心尖搏动最强点，又称为心尖区；肺动脉瓣区位于胸骨左缘第 2 肋间；主动脉瓣区在胸骨右缘第 2 肋间；主动脉瓣第二听诊区位于胸骨左缘第 3 肋间；三尖瓣区位于胸骨下端左缘，即胸骨左缘第 4、第 5 肋间。听诊顺序：二尖瓣区开始—肺动脉瓣区—主动脉瓣区—主动脉瓣第二听诊区—三尖瓣区。

住院医师体格检查完毕汇报：患者张口度 3 cm，甲颏距离大于 3 横指，头颈运动幅度正常，Mallampati 分级Ⅰ级，初步判断无困难气道；肺部呼吸音清，无明显干、湿性啰音；心脏听诊各瓣膜听诊区无病理性杂音，心功能Ⅰ级。

指导老师评价住院医师的体格检查。

（三）病例讨论阶段（示教室）

1. 指导老师总结床旁教学查房环节：指导老师点评一年级学员的病史汇报和二年级学员的体格检查。

2. 住院医师初步探讨拟定麻醉方案及围手术期麻醉管理要点

拟在气管插管下行全身麻醉。

麻醉监测：心率、脉搏、血氧饱和度、血压、体温、呼气末 CO_2 分压及 BIS 监测。

围手术期麻醉管理要点：①注意患者的液体管理；②患者手术时间短，维持药物尽量选择短效麻醉药物，如丙泊酚、瑞芬太尼泵注；③围手术期手术医师在刺激胆囊时注意胆心反射；④患者有高血压病史，围手术期患者的血压维持在入手术室稳定后血压上下浮动 25%，避免低血压和血压偏高。

患者在腹腔镜下行胆囊切除术，围手术期的气道管理和呼气末 CO_2 分压管理也要考虑。术中严密监测 IAP，上腹部手术时人工气腹压力不宜超过 15 mmHg；术中要有足够的通气量，使 $PaCO_2$ 维持在正常范围。人工气腹期间通气量一般应增加 15% ~ 25%，同时以增加呼吸频率为主来加大通气量。无论采用何种通气模式，均应维持呼气末 CO_2 分压在 35 mmHg 左右。

提问一：腹腔镜胆囊切除术的患者在什么情况下会出现胆心反射？

只有在麻醉深度浅的情况下会出现。在麻醉状态下，人体的交感和副交感系统都处于相对抑制状态，一般不会出现明显的胆心反射。

提问二：腹腔镜手术需要深度肌肉松弛吗？

腹腔镜手术其实并不需要很深的肌肉松弛，但良好的肌肉松弛可在不增加 IAP 的情况下提供更大的手术空间。

提问三：手术时间短，可以选择喉罩代替气管插管吗？

时间短的手术或小手术，我们是可以选用喉罩代替气管导管行辅助通气的。腹腔镜手术中应用喉罩有利有弊。有利的是喉罩易于插入、对喉部刺激小、术后咳嗽等并发症发生率低；不利的是 IAP 增高后气道压超过 20 cmH₂O 时喉罩或发生漏气，难以进行控制呼吸，不能保护气道避免反流、误吸，故腹腔镜手术中喉罩通气的应用仅限于保留自主呼吸和较瘦的健康患者短时间控制呼吸。

3. 指导老师点评并总结

大家各抒己见，制定出了适合患者的一套麻醉管理方案和麻醉管理要点。麻醉方式：拟在气管插管下行全身麻醉。麻醉监测：心率、血压、脉搏、血氧饱和度、呼气末 CO_2 分压、体温及 BIS 监测。

围手术期麻醉管理要点：①注意患者的液体管理；②患者手术时间短，维持药物尽量选择短效麻醉药物，如丙泊酚、瑞芬太尼泵注；③围手术期手术医师在刺激胆囊时注意胆心反射；④患者有高血压病史，围手术期患者的血压控制在入手术室稳定后血压上下浮动25%，避免低血压和血压偏高；⑤注意围手术期的气道管理和呼气末 CO_2 分压的管理，术中严密监测 IAP 的变化。

参考文献

[1] 郭曲练，姚尚龙.临床麻醉学.4版.北京：人民卫生出版社，2016.

[2] 米勒.米勒麻醉学.邓小明，黄宇光，李文志，译.9版.北京：北京大学医学出版社，2021.

03

儿童眼科共同性内斜视矫正术的术前访视

指导老师	郭莲	专业基地或科室	麻醉与围手术期医学科	日期	2022 年 6 月 27 日
培训对象	本专业：□ 一年级学员 □ 二年级学员 ☑ 三年级学员				
教学查房名称	儿童眼科共同性内斜视矫正术的术前访视				
教学目标与要求	高年资住院医师： 1. 掌握儿童术前访视和术前评估的重要意义 2. 掌握儿童麻醉术前访视和术前评估的基本内容 3. 掌握儿童全身麻醉常见的计算公式 4. 熟悉儿童气道的生理解剖特点				
教学重点	通过术前访视了解患者的生理情况，评估患者麻醉和手术风险及儿童的气道情况，熟记各项儿童麻醉的计算公式				
教学难点	评估患儿能否进行气管插管的全身麻醉				
教学地点	麻醉科示教室				

【病历摘要】

患儿，男性，4 岁 3 个月。

主诉：发现双眼视物偏斜 2 年。

现病史：患儿家长代诉 2 年前无明显诱因发现患儿双眼视物偏斜，无眼红、眼痛，无视物歪头，否认眼外伤史，曾在江西某医院行相关检查，诊断为内斜视，嘱门诊随诊，现斜视仍然存在，遂至我院门诊就诊，门诊行散瞳检影等相关检查后，建议患儿行手术治疗，今家长要求给患儿行手术矫正斜视，门诊拟"共同性内斜视"收入院。患儿自起病以来，精神、睡眠好，饮食好，大小便正常，发育正常。身高 108 cm，体重 17 kg。

既往史：患儿既往体健，否认先天性疾病及遗传性疾病，否认传染病病史，否认外伤、手术史，否认药物、食物过敏史。

实验室检查：心电图及胸部 X 线片正常；小生化、尿及粪便检查无异常；血常规示白细胞计数及血小板计数轻微升高，淋巴细胞、单核细胞、嗜酸性粒细胞、嗜碱性粒细胞的绝对值轻度升高。

入院诊断：共同性内斜视。

治疗方案：共同性内斜视矫正术。

【教学查房实施过程】

（一）查房准备阶段（示教室）

1. 教学查房成员相互介绍。

2. 通过一个临床麻醉情景案例"男性患儿，4 岁 3 个月，17 kg。发现双眼视物偏斜 2 年余。诊断为共同性内斜视，拟在全身麻醉下行共同性内斜视矫正术"，来导出本次查房所涉及的内容，激发学生兴趣，促使学生思考患儿麻醉前的术前访视和术前评估的流程和内容，培养学生分析、讨论患儿麻醉术前访视与成人患者的差异和区别的能力，接下来告知本次查房所要求的重点和难点内容。同时，给每位学员发放知情同意书、ASA 分级标准及评估流程表。

3. 今天查房的内容主要有采集病史、体格检查、沟通手术麻醉风险并指导患者签署知情同意书，由三年级学员 A 主导，三年级学员 B 补充，全程 0.5 小时完成，为患者查体后必须按照规定洗手，注意手卫生。要体现人文关怀，注意语音、语调，保护患者隐私。

（二）临床信息采集阶段（床旁）

三年级学员 A 在 5 分钟内完成病史汇报。三年级学员 B 做病史补充。

根据评估流程表及知情同意书让学员 A 独立完成病史采集及知情同意书的签署（每位学员根据发放的思维导图对患者的相关信息进行流程化询问）。

1. 首先由学员 A 进行一般病史询问

（1）过敏史及药物不良反应史：询问是否清楚过敏原、过敏症状及缓解方式等。

（2）家族史：有无恶性高热家族史、假性胆碱酯酶缺乏史和家族遗传性疾病等病史。

（3）出生情况：出生时是否有特殊情况发生。

（4）活动量：辅助判断有无先天性心脏病。

（5）近期上呼吸道感染病史：发病时间、持续时间、上呼吸道感染症状及严重程度。

（6）麻醉手术史：①已实施手术的种类、部位及术后恢复情况；②是否发生过气管插管困难、恶性高热、心搏骤停和过敏等严重不良事件，是否发生过拔管并发症；③术后是否发生过恶心、呕吐和疼痛等并发症。

2. 继续由学员 B 完成系统性疾病的评估，询问是否存在各大系统疾病。

3. 学员 A 自主指导患者配合查体：针对性地简单、快速查体，包括心肺听诊、气道指标评估（图 2）、四肢查看。

4. 学员 A 拟定麻醉方案并与患儿家属沟通：回答患儿家属提出的关于麻醉的疑惑和问题，解除患儿的焦虑和恐惧，取得患儿的信任，运用通俗易懂的沟通方式，介绍麻醉方法和麻醉流程，并指导患儿家属签署好麻醉知情同意书。

5. 学员 B 自主与外科手术医师沟通并取得共识：包括外科手术类型、创伤程度、出血情况及对重要脏器功能的影响等，共同评估麻醉和手术风险，相互配合要点，可通过电话进行沟通。

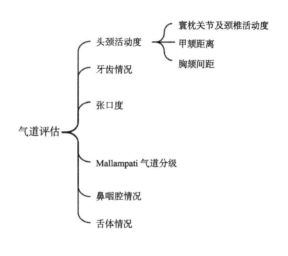

图 2　气道评估

6. 学员 A 判定 ASA 分级，拟定麻醉方案：麻醉方法、麻醉术前准备、麻醉中监测项目、术中关注点（出血量、输液量、尿量）、术后镇痛方案。

7. 指导老师做总结。

（三）病例讨论阶段（示教室）

指导老师点评（病史采集是否完整，补充遗漏，关注麻醉相关重点，与家属及外科医生沟通情况）。

提问一：术前访视和术前评估的目的是什么？

①获得患儿相关资料，充分了解患儿身体情况，评估麻醉和手术风险，并完善术前准备。②制定适合的麻醉方案；帮助患儿了解麻醉流程，配合麻醉，并制定术后镇痛方案。③签署麻醉知情同意书。

提问二：术前访视与评估的意义是什么？

术前访视和术前评估的重要意义在于可提高围手术期患者的安全性、完善术前准备，制定最适合于患者的麻醉和围手术期管理方案可降低麻醉和手术的风险；麻醉前检诊可让难以接受手术治疗的患者经过适当的调整，扩大了手术范围和适应证。此外，术前访视和术前评估有助于提高患者的满意度。

提问三：针对小儿患者，麻醉医师进行术前访视和术前评估的关注点与成人有哪些不同？

（1）上呼吸道感染病史：小儿与成人的气管反应性存在差异，小儿气道有较高的反应性，有刺激的情况下更容易发生支气管痉挛、喉痉挛等并发症。

（2）过敏疾病史：小儿过敏往往比成人过敏的症状严重，而且更易累及呼吸道，所以小儿的过敏病史要求询问更加仔细。

（3）禁食、禁饮：小儿食量较小，消化能力较强，所以对于禁食、禁饮的要求也与成人有所区别。

（4）呼吸生理的差异：因小儿的新陈代谢快，氧供和氧耗的转化高于成人，代谢率高，高氧耗［$7 \sim 9$ mL/（kg·min）］，肺泡通气量与功能残气量比值高，所以缺氧会导致血氧饱和度快速下降。

（5）既往麻醉病史：若患儿既往做过手术，重点询问用的何种麻醉药物和麻醉方法，麻醉中及麻醉后是否出现特殊情况，有无意外、并发症和后遗症，有无药物过敏史，家庭成员中是否也发生过类似的麻醉严重问题。

提问四：根据病房床旁采集的病史，结合检查结果，你觉得患儿能于明日行择期手术吗？为什么？

患儿上个星期有呼吸道感染病史，有流涕、咳嗽、咳痰等症状，现在症状消失，但白细胞计数偏高，患儿麻醉插管风险升高，上呼吸道感染的自然病程是2周，但目前患儿胸部检查无异常，听诊双肺呼吸音正常，可以实施 $1 \sim 2$ 级短小手术。

提问五：小儿麻醉的药物选择有哪些？

小儿麻醉药物宜简单，不宜复杂，一般配合镇静药物、镇痛药物、肌肉松弛药物即可。

提问六：小儿眼科麻醉术中的注意事项有哪些？

（1）手术开始时容易导致眼心反射，应加强监护。

（2）容量控制：小儿患者应严格控制入量，根据液体计算公式进行术中输液。

（3）气管导管选择：一般选择小半号导管。

（4）术中、术后应充分镇痛，避免躁动。

（5）保温：小儿容易失温，术中应加强保温。

（6）呼吸指标的监测，特别是体重低、年龄小的患儿。

提问七：如果是你独立完成这台手术，你会选择哪些监测手段？

监测指标：心电图、心率、脉搏、血氧饱和度、体温、麻醉深度、呼气末 CO_2 分压、潮气量、呼吸频率、气道压。

麻醉要求：维持一定的麻醉深度，保持 BIS 在 40 ～ 60。防止低体温。

指导老师总结：该学生基本掌握了儿童眼科共同性内斜视矫正术患者麻醉管理的知识点和注意事项，但有些小的关注点还应注意，能完成较大患儿的全身麻醉，达到了住院医师培训要求的能力。

其他注意事项：在麻醉的过程中诱导要迅速、平稳，在诱导的过程中要尽量避免患儿哭闹和挣扎，易导致患儿气道分泌物增多，保持患儿充分的氧供。术中保持麻醉深度，注意保温，整个手术过程中心率要维持在稳定、偏快的状态，苏醒期间避免并发症的发生。

最后指导老师提问（如可能出现的不良反应及处理等），学生查房结束后查资料整理理解。

①针对合并上呼吸道感染未痊愈的患儿，术前应怎样评估及制定围手术期方案？

②如果诱导时发生了支气管痉挛，要怎么处理？

参考文献

[1]　杨拔贤，李文志 . 麻醉学 . 3 版 . 北京：人民卫生出版社，2013.

[2]　邓小明，姚尚龙，于布为，等 . 现代麻醉学 . 4 版 . 北京：人民卫生出版社，2014.

[3]　郭曲练，姚尚龙 . 临床麻醉学 . 4 版 . 北京：人民卫生出版社，2016.

04
胸腺瘤患者的围手术期管理

指导老师	肖仁杰	专业基地或科室	麻醉科	日期	2022 年 5 月 18 日
培训对象	本专业：☑ 一年级学员 ☑ 二年级学员 ☑ 三年级学员				
教学查房名称	胸腺瘤患者的围手术期管理				
教学目标与要求	低年资住院医师：汇报病史，掌握相关体格检查，术前访视 中高年资住院医师：掌握胸腺瘤患者的围手术期管理及相关临床操作技能，学习指导低年级学员，点评、纠正、补充低年级学员的病史检查内容				
教学重点	1. 胸腺瘤患者的术前评估 2. 胸腺瘤患者的术中管理 3. 胸腺瘤患者的麻醉苏醒 4. 胸腺瘤患者的术后管理				
教学难点	胸腺瘤患者的术前评估及围手术期麻醉管理				
教学地点	麻醉科示教室及病房				

【病历摘要】

患者，女性，59 岁。

主诉：双眼抬举无力伴四肢无力 6 月余。

现病史：患者 6 个月前因首发上述症状至我院神经内科就诊，完善相关检查，结合患者胸部 CT 及四肢肌电图＋神经传导＋重复电刺激结果，以及新斯的明试验结果，诊断为"重症肌无力，合并胸腺瘤"。经胸外科会诊，建议予以口服药物治疗，待患者病情稳定并进一步排除手术禁忌后考虑手术治疗。

既往史：子宫肌瘤病史 10 余年，未行手术治疗；10 年前行右侧乳腺纤维腺瘤手术；否认心、肺、脑血管重大疾病及手术史，否认外伤及药物过敏史。

体格检查：身高 162 cm，体重 56 kg，体温 37.0 ℃，脉搏 86 次／分，呼吸 23 次／分，血压 127/82 mmHg。神志清，精神可，自主体位，对答切题，检查合作。呼吸运动不受限，胸廓扩张度好。听诊患者双肺呼吸音清，未闻及明显干、湿性啰音及哮鸣音，心率 86 次／分，律齐，未闻及心脏病理性杂音。

辅助检查：入院后胸部 CT 示前上纵隔内可见一大小为 6.5 cm × 4.9 cm × 2.3 cm 的软组织密度灶，病灶境界尚清楚，轻度强化，余两肺野未见异常密度影。两肺门区未见异常。所示气管、支气管影正常，纵隔内未见异常增大的淋巴结。纵隔内血管影正常。诊断意见为前纵隔占位，拟胸腺瘤可能。胸部 X 线检查示两肺纹理增多增粗，右肺门饱满，主动脉迂曲，结合临床及 CT 检查。

实验室检查：血常规检查、血生化检查及凝血功能检查未见明显异常。

【教学查房实施过程】

（一）查房准备阶段（示教室）

1. 教学查房参与成员相互介绍。

2. 介绍教学查房患者的基本信息与教学目标。

3. 宣布本次教学查房过程中的注意事项：①整个教学查房的流程与大致时间分配；②查房中住院医师的角色分配；③参与病例讨论的发言规则；④查房中关注医院感染防护要求、进出病房与站位要求、医患沟通、人文关怀与隐私保护等。

（二）临床信息采集阶段（床旁）

1. 一年级学员脱稿汇报病史，指导老师在听取住院医师汇报的同时，应关注信息的遗漏、错误或矛盾的内容。然后通过补充问诊的方式与患者核实，纠正这些信息，并示范问诊技巧，也为后续的病例讨论做好信息准确性的铺垫。

2. 二年级学员体格检查实施与示范：采集病史（询问有无神经系统疾病病史、糖尿病等基础病史、四肢手术病史）；体格检查（肌力检查，进行气道评估：患者张口度 3 横指，甲颏距离 6 cm，Mallampati 气道分级为 Ⅰ 级，头颈活动度正常）；血常规、生化检查情况。注意老年患者心功能的检查包括心电图和心脏彩超。重点关注呼吸肌的活动情况，结合患者肌电图注意肌无力累及的肌群。

3. 三年级学员应仔细观察体格检查过程，注意有无步骤遗漏或手法错误等。体格检查完成后，实施操作的住院医师汇报体格检查过程中的重点发现。指导老师可亲自示范有遗漏或手法错误的体格检查环节，并强调住院医师仔细观察。

4. 床旁查房的收尾：指导老师应对病史汇报与体格检查环节进行扼要的总结，在与患者的交流中示范医患沟通、人文关怀、健康宣教及"以患者为中心"的决策技巧。应告知患者围手术期呼吸系统相关并发症的发生风险，包括术后拔管延迟、呼吸机辅助呼吸，甚至气管切开的可能性。术前避免使用具有呼吸抑制作用的镇痛、镇静药物，对于存在胃食管反流和需要清醒插管的患者，需严格禁食、禁饮，必要时给予促胃动力药物和抑酸药物。

（三）病例讨论阶段（示教室）

1. 对床旁查房过程进行总结：指导老师对病史汇报、问诊与体格检查过程进行点评与反馈。患者无手术麻醉史、无药物过敏史、无烟酒嗜好。预计术后存在呼吸机辅助呼吸的可能，目前暂无通气困难，属于非紧急气道，但是拔除气管导管时需注意避免演变为紧急气道。进行心血管系统评估：患者无胸痛、劳累性呼吸困难、端坐呼吸、疲劳和晕厥，睡眠时体位正常。

2. 三年级学员对病例特点进行归纳与总结

（1）一般评估：神志、呼吸、循环、平时活动情况。既往无高血压、糖尿病病史。术前用药应停至手术当天，否认神经系统疾病病史。

（2）气道 Mallampati 分级 I 级，头颈部活动度好，甲颏距离 6 cm，无缺齿、义齿及活动性牙齿，插管条件好。患者可配合完成深呼气、深吸气及屏气试验，无明显气管受压及气管移位等现象。

（3）本例患者围手术期重点关注术前肌无力程度，术中注意气道管理，避免出现缺氧，术后密切关注肌肉松弛代谢情况，必要时进行肌肉松弛监测，如果术前肌无力程度严重，术后需要准备好呼吸机辅助呼吸。

3. 分析与解读辅助检查结果，并讨论提出麻醉前准备及麻醉术中、术后管理注意事项

麻醉前准备包括麻醉药物、麻醉抢救药物、气管插管和喉罩通气设备、麻醉机和监护仪的准备。麻醉药物包括全身麻醉诱导药物如丙泊酚、依托咪酯、舒芬太尼、瑞芬太尼、罗库溴铵或顺式阿曲库铵等，血管活性药物如麻黄素、去甲肾上腺素、去氧肾上腺素、硝酸甘油。抢救药物包括肾上腺素等。插管用具包括喉镜、气管导管和喉罩、吸引器及吸引管。准备好监测设备。患者入手术室后核对患者基本信息，常规监测无创血压、血氧饱和度、呼吸、心电图，开放静脉通路。再次进行气道评估。

4. 讨论并制定具体的麻醉实施方案

（1）术前用药：短效苯二氮䓬类药物比阿片类更好，抗胆碱能药物必不可少，如果清醒插管抗胆碱能药物更要足量。给药途径：应以静脉、口服为主，皮下、肌内注射是不可靠的，术前可应用 H_2 受体阻滞剂（西咪替丁）预防误吸。

（2）麻醉诱导和插管：序贯诱导，插管应尽量在 2 分钟内完成。整个过程需要有经验的麻醉医师协助。可在插管期间采用经鼻给予高流量氧气（15 ～ 70 L/min）的技术来延长患者缺氧耐受时间。舒更葡糖钠作为罗库溴铵的特效拮抗剂，应保证随时可取以应对紧急情况。

（3）胸腺瘤患者的麻醉管理

1）麻醉监测：外科手术范围和并存疾病情况是决定监测项目选择的主要因素。需进行常规心电图、外周血氧饱和度、无创血压、呼气末 CO_2 分压、有创动脉血压监测。采用 BIS 监测麻醉深度，特别是全凭静脉麻醉下，以避免麻醉药物过量。建议术中采用肌肉松弛监测。

2）麻醉维持：麻醉维持尽量选择代谢快、无蓄积的药物如瑞芬太尼、丙泊酚，肌肉松弛药物选择可以特效拮抗的罗库溴铵更合适，吸入药物可以选择血气分配系数低的药物如七氟烷、地氟烷等。但应特别注意诱导后及时给予维持用药，避免术中知晓。提倡术中多模式镇痛，联合使用局部麻醉和阿片类药物。

3）通气管理：最重要的两个问题是肺氧合功能和气道压力。关于机械通气，容量控制或压力控制模式均可。每分通气量根据呼气末 CO_2 分压来调整。采用中低水平的呼气末正压（5 ～ 10 cmH_2O）可能更有助于改善患者术中和术后的氧合功能。动脉血气监测调整术中通气参数。可通过及时调节呼吸机相关参数及完善肌肉松弛来预防气压伤。

4）液体管理：根据患者术中血压、出血量及术前禁食情况来管理输液，如果术中出血量较多，根据动脉血气分析结果适时进行血制品输注。老年人避免输液过多导致容量负荷大而出现肺水肿、心力衰竭等严重并发症。

（4）麻醉苏醒注意事项

拔管管理：胸腺瘤合并肌无力患者在拔管后发生气道阻塞的危险性显著增加。应在肌肉松弛监测下指导应用肌肉松弛拮抗剂，使患者在清醒前恢复肌力，恢复足够的潮气量，在清醒下半卧位拔管。拔管前应常规做好放置口咽或鼻咽通气道的准备，并准备好行双人面罩辅助通气，同时做好紧急气道处理的准备，如喉罩、再次气管插管等。患者离开麻醉后监测治疗室（postanesthesia care unit，PACU）时，必须评估患者在无刺激时有无低通气或呼吸暂停体征，至少观察 1 小时未出现这些征象及吸空气下脉搏血氧饱和度达到所需水平，方可返回病房。如果术前肌无力程度严重，术毕不用强行拔除气管导管，可以带气管导管入监护室使用呼吸机辅助呼吸，待呼吸功能逐渐恢复后再拔除导管，安全第一！此类胸腺瘤合并肌无力的患者在情况允许下尽量避免全身麻醉或使用镇静剂；应用短时效药物；监测麻醉深度，特别是全凭静脉麻醉下，以减少麻醉药物过量情况的发生；术中建议应用肌肉松弛监测；提倡应用局部阻滞及多模式联合镇痛；苏醒期保持头高位；出监护室前持续监测脉搏血氧饱和度。

5. 指导老师对教学查房整个过程进行总结，提出课后学习问题并提供学习参考资料

问题：胸腺瘤患者手术中易并发的危机事件及预防处置预案包括哪些？

1）困难气道：术前瘤体太大压迫气道，所以此类患者为困难气道高发人群，麻醉诱导后易出现困难气道。

监测：血氧饱和度的监测。

预防：整个过程需要有经验的麻醉医师协助。综合评估插管困难程度及麻醉医师的经验，选择清醒插管或快速诱导插管。在麻醉诱导前给予患者充分的给氧去氮，插管尽量在2分钟内完成。在插管期间采用经鼻给予高流量氧气（15～70 L/min）的技术来延长患者的缺氧耐受时间。

处置预案：备好特异性拮抗剂舒更葡糖钠。一旦出现插管困难，若有经验的麻醉医师仍不能插管成功，应采用紧急的应急措施（如经气管喷射通气、喉罩通气等），若出现紧急气道的情况，应该及时给予舒更葡糖钠，拮抗罗库溴铵的作用，保证患者生命安全。

2）二次插管：胸腺瘤合并肌无力的患者在拔管后发生呼吸困难的危险性显著增加。如舌后坠、药物残留等原因。

监测：血氧饱和度的监测。

预防：应在肌肉松弛监测下指导应用肌肉松弛拮抗剂，使患者在清醒前恢复肌力，确保恢复足够的潮气量，在清醒下半卧位拔管。拔管前应常规做好放置口咽或鼻咽通气道的准备，并准备好行双人面罩辅助通气，同时做好紧急气道处理的准备，如喉罩、再次气管插管等。如果术前肌无力程度严重，术毕不用强行拔除气管导管，可以带气管导管入监护室使用呼吸机辅助呼吸，待呼吸功能逐渐恢复后再拔除导管，安全第一！

处置预案：一旦出现呼吸困难的情况，判断若是因为舌后坠导致的上呼吸道阻塞，应该及时放置口咽或鼻咽通气道。若考虑药物残留导致患者自主呼吸较差，应该及时给予喉罩或再次气管插管，同时给予特异性拮抗药物进行拮抗，防止出现低氧综合征等。

参考文献

[1] 郭曲练，姚尚龙 . 临床麻醉学 . 4 版 . 北京：人民卫生出版社，2016.

[2] 邓小明，姚尚龙，于布为，等 . 现代麻醉学 . 4 版 . 北京：人民卫生出版社，2014.

[3] 米勒 . 米勒麻醉学 . 邓小明，黄宇光，李文志，译 . 9 版 . 北京：北京大学医学出版社，2021.

05 老年患者全髋置换手术的麻醉和围手术期管理

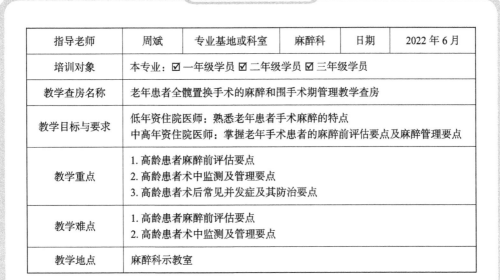

指导老师	周斌	专业基地或科室	麻醉科	日期	2022 年 6 月
培训对象	本专业：☑ 一年级学员 ☑ 二年级学员 ☑ 三年级学员				
教学查房名称	老年患者全髋置换手术的麻醉和围手术期管理教学查房				
教学目标与要求	低年资住院医师：熟悉老年患者手术麻醉的特点 中高年资住院医师：掌握老年手术患者的麻醉前评估要点及麻醉管理要点				
教学重点	1. 高龄患者麻醉前评估要点 2. 高龄患者术中监测及管理要点 3. 高龄患者术后常见并发症及其防治要点				
教学难点	1. 高龄患者麻醉前评估要点 2. 高龄患者术中监测及管理要点				
教学地点	麻醉科示教室				

【病历摘要】

患者，女性，79 岁。

主诉：左股骨颈骨折，拟行左全髋关节置换术。

既往史：高血压病史，服药控制可；否认药物、食物过敏史；20 年前因子宫肌瘤行子宫全切术。入院后最高血压 159/78 mmHg。

体格检查：体重 43 kg。患者平卧，患肢抬高体位，双眼睑未见苍白，未见颈静脉怒张，双肺呼吸音清，未闻及啰音，律齐，双下肢无水肿，屏气试验＞30 秒。

【教学查房实施过程】

（一）查房准备阶段（示教室）

1. 指导老师的准备

（1）确定本次教学查房的对象：骨科 X 床患者，X 女士。

（2）查房前已事先和患者沟通并取得同意。

（3）提醒学生注意：保持安静，动作轻柔，体现人文关怀、爱伤观念，充分保护患者隐私，标准预防，接触患者前后注意手卫生。

2. 学生的准备

（1）准备病例汇报所需的材料。

（2）准备好术前评估所需的检查工具。

（3）复习与疾病相关的知识点。

（二）临床信息采集阶段（床旁）

1. 患者，女性，79 岁，体重 43 kg，6 月 13 日因"外伤后左髋疼痛伴活动障碍 2 天"来我院就诊。

2. 既往史：高血压病史，服药控制可；否认药物、食物过敏史；20 年前因子宫肌瘤行子宫全切术。入院后最高血压 159/78 mmHg。

3. 体格检查：体温 36.4 ℃，血压 130/70 mmHg，脉搏 86 次 / 分，呼吸 18 次 / 分。患者平卧，患肢抬高体位，双眼睑未见苍白，未见颈静脉怒张，双肺呼吸音清，未闻及啰音，心律齐，双下肢无水肿，屏气试验＞ 30 秒。

4. 实验室检查：血常规示血红蛋白 95 g/L，白细胞计数 6.49×10^9/L，中性粒细胞百分比 60.9%，血小板计数 344×10^9/L；血生化大致正常；BNP 144 pg/mL；心肌梗死标志物：肌钙蛋白 0.27 ng/mL，肌红蛋白 43.4 ng/mL，肌酸激酶同工酶 1.4 ng/mL。

5. 辅助检查：胸部 X 线片示双肺纹理增多，左肺中野结节影，两肺门影饱满。胸部 CT 示左肺上叶结节，肿瘤性病变待排；双肺多发条索灶，右肺中叶、左肺舌段斑片灶；右肺上叶前段局部支气管扩张伴少许渗出。心电图检查示窦性心律，T 波低平（Ⅰ、$V_{4\sim6}$ ＜ 1/10R）。头部 CT 示双层基底节区及半卵圆中心多发腔隙梗死，双侧颞叶软化灶形成，老年性脑改变。双侧下肢动静脉彩超示双下肢腘静脉及胫后静脉无法检查，双侧股动脉硬化伴多发斑块形成；双侧股静脉管腔通畅。心脏彩超示轻度肺动脉高压，左心室收缩功能减退，左室射血分数为 53%。

（三）病例讨论阶段（示教室）

1. 该患者拟行全髋置换术，手术风险如何？

答：该患者属于高龄患者、行急诊手术，且为关节置换手术，因此属于高风险手术。

2. 该患者的高血压危险因素和危险分层如何？术前血压控制的目标是多少？术前停用降压药物吗？

答：美国指南：≥ 65 岁的患者血压目标值为 SBP < 130 mmHg，其中糖尿病和慢性肾病患者的降压目标值为 < 130/80 mmHg。

中国指南：65 ~ 79 岁老年人 < 150/90 mmHg，如耐受，可进一步降至 140/90 mmHg；≥ 80 岁老年人应降至 < 150/90 mmHg。

为降低围手术期心脑血管相关风险，术前大部分降压药物应服用至手术当天早上。但有几种降压药物需要提前停止服用，以免手术过程中出现严重的低血压，如利尿剂、肾素抑制剂等。

①利尿剂：包括氢氯噻嗪、呋塞米等利尿药物，可以通过促进排尿降低循环中的血液总量，达到降低血压的效果。但麻醉状态下身体的自我调节功能受限，此时大量排尿可能会导致电解质紊乱。

②肾素抑制剂：沙坦类的 ARB 药物通过阻止血管收缩来降低血压，对于低风险、微创且无生理改变的手术，建议患者继续使用所有常规心血管药物，包括 ACEI 和 ARB 类药物。但该患者高龄、行关节置换，通常需要在手术前 1 天停止服用肾素抑制剂。

③其他药物：如复方利血平片，通过阻止神经冲动传导，使血管舒张、血压下降，还具有部分中枢神经的镇静和抑制作用。麻醉药与复方利血平片联合使用，可能导致低血压的发生。

3. 该患者的深静脉血栓风险高吗？

答：该患者为高龄患者，且有卧床病史，行下肢关节置换术，术前 D- 二聚体（是一种特异性的纤溶过程标记物，敏感性高：92% ~ 100%）高，因此，该患者属于血栓高危患者。老年患者髋部骨折，受伤 3 天以上才手术者，术前应进行下肢超声检查，明确是否有深静脉血栓。

4. 该患者麻醉方式有哪些？

答：①全身麻醉

优势：患者舒适度高，利于呼吸管理。

劣势：需要足够的深度减轻术中伤害性刺激导致的应激反应、血流动力学波动、术后认知功能障碍等。

②椎管内麻醉

优势：研究显示可降低术后深静脉血栓形成的风险。

劣势：可能导致严重的低血压和呼吸抑制。术前预防性抗凝治疗增加了硬膜外血肿的风险。老年患者脊椎退行性病变、韧带钙化可导致穿刺困难。

③神经阻滞麻醉

优势：局部用药，可减少全身用药对循环系统、呼吸系统的影响，对术中血流动力学影响小，术后镇痛效果好。

劣势：阻滞的范围有限；不能消除手术体位带给患者的不适感。

尽管既往研究认为全身麻醉与椎管内麻醉对于患者转归的影响没有差别，但最近的国际共识认为，出于对老年患者脆弱脑功能的保护，推荐在能够满足外科麻醉水平的条件下，优选区域阻滞技术，包括椎管内麻醉、外周神经阻滞麻醉等方式。但也可根据患者情况、手术医生水平、麻醉医生对各方式的熟悉程度等酌情选择，没有唯一答案，努力寻求最佳麻醉方式。复合麻醉的优点是取长补短，减少麻醉用药量，使麻醉更平稳。如全身麻醉复合外周神经阻滞，可显著减少术中全身麻醉药物的用量，并且能提供完善的术后镇痛。

5. 该患者需要的麻醉监测项目有哪些？

常规监测：心电图、脉搏血氧饱和度、无创血压 / 有创血压、中心静脉压、体温、呼吸频率 / 节律、尿量等。

如果实施全身麻醉，应监测吸入氧浓度、呼气末 CO_2 分压、气道压力、潮气量等。

如具备监测条件，可监测麻醉镇静深度与术中肌肉松弛状态。

参考文献

[1] 米勒 . 米勒麻醉学 . 邓小明，黄宇光，李文志，译 . 9 版 . 北京：北京大学医学出版社，2021.

[2] 郭曲练，姚尚龙 . 临床麻醉学 . 4 版 . 北京：人民卫生出版社，2016.

06 老年患者手术的麻醉管理

指导老师	张静	专业基地或科室	麻醉科	日期	2022 年 9 月 14 日
培训对象	本专业：☑ 一年级学员 ☑ 二年级学员 ☑ 三年级学员				
教学查房名称	老年患者手术的麻醉管理				
教学目标与要求	低年资住院医师：汇报病史，掌握相关体格检查 中高年资住院医师：掌握老年患者的围手术期管理及相关临床操作技能，学习指导低年级学员，点评、纠正、补充低年级学员的病史检查内容				
教学重点	1. 老年患者的术前评估 2. 老年患者的术中管理 3. 老年患者的麻醉苏醒 4. 老年患者的术后管理				
教学难点	老年患者的术中管理及术后苏醒				
教学地点	麻醉科示教室及病房				

【病历摘要】

患者，女性，102 岁，身高 153 cm，体重 46 kg。

主诉：摔伤后右髋疼痛、活动障碍 7 天。

现病史：患者自诉 7 天前行走时不慎摔伤，摔伤时右侧臀部着地，伤后出现右髋部疼痛。不能自行站起，需要撑扶才能站起，站立时右髋部疼痛，右髋不敢活动，右下肢不能受力，右髋部疼痛呈持续性胀痛，搬动时疼痛加剧。伤时无昏迷，伤后无头痛、头晕，无恶心、呕吐，无视物模糊，无胸闷、气促，无呼吸困难，无腹痛、腹胀。当时未行诊治，症状持续无改善，2021 年 9 月 9 日在樟树市某医院诊治，X 线检查示右股骨颈骨折并移位（Garden Ⅳ型），当时未做特殊处理，为求进一步诊治，今来我院，拟诊"右股骨颈骨折"收入院。患者伤后一般情况差，神志清醒，精神紧张，食欲差，大便干结，小便能正常排出。

既往史：否认肝炎、伤寒、痢疾等传染病病史；否认高血压、糖尿病、慢性支气管炎、冠心病等慢性疾病史；否认其他手术、外伤及输血史；否认药物、食物过敏史；预防接种史不详。

个人史：生长于原籍，未到过传染病疫区，无疫水接触史，生活居住环境一般，无烟酒不良嗜好，无冶游史，无重大精神创伤史。

月经史：初潮13岁，3～5天/28～30天，50岁绝经，既往无痛经史。

婚育史：适龄结婚，育有5子3女，丧偶，子女均体健。

家族史：否认家族性遗传病史。

体格检查：体温36.2 ℃，脉搏62次/分，呼吸20次/分，血压131/62 mmHg。右下肢呈外旋、内收、短缩畸形，右髋部未见明显肿胀、青紫，右侧粗隆部上移，右腹股沟中点压痛，右髋部纵向叩击痛，右髋因疼痛而活动受限，平卧呈屈曲30°，右髋关节外旋约70°，内收约15°，右下肢较左下肢缩短3 cm。右膝、踝、足趾活动正常，末梢血供正常；膝反射和跟腱反射正常，病理反射未引出。

辅助检查：心脏彩超示主动脉瓣钙化并中度狭窄及中度反流；升主动脉稍宽并多发性粥样斑块；二尖瓣后瓣体局部钙化并轻度反流；三尖瓣、肺动脉瓣轻度反流；左心室舒张功能减退。头颅MRI示右侧基底节区软化灶（陈旧性脑梗死），脑萎缩。

术前诊断：右股骨颈骨折。

拟行手术：人工股骨头置换术。

【教学查房实施过程】

（一）查房准备阶段（示教室）

1. 教学查房参与成员相互介绍。

2. 介绍教学查房患者的基本信息与教学目标。

3. 宣布本次教学查房过程中的注意事项：①整个教学查房的流程与大致时间分配；②查房中住院医师的角色分配；③参与病例讨论的发言规则；④查房中关注医院感染防护要求、进出病房与站位要求、医患沟通、人文关怀与隐私保护等。

（二）临床信息采集阶段（床旁）

1. 一年级学员脱稿汇报病史，指导老师在听取住院医师汇报的同时，应关注信息的遗漏、错误或矛盾的内容。然后通过补充问诊的方式与患者核实，纠正这些信息，并示范问诊技巧，也为后续的病例讨论做好信息准确性的铺垫。

2. 二年级学员采集病史（询问有无高血压、糖尿病、心脏病等基础疾病），进行体格检查（进行气道评估：张口度、舌颌距离和舌下甲状软骨距离、甲颏距离、头颈活动度等），查血常规（排除有无贫血，患者红细胞计数 3.12×10^{12}/L）、胸部 CT（局限性肺气肿；两肺散在炎症；双侧部分肋骨陈旧性骨折可能）、冠状动脉粥样硬化、生化检查（肾功能不全）、红细胞沉降率及 C 反应蛋白（均升高）、卧立位血气分析、卧立位肺功能等。同时，对所有老年患者都应进行阻塞性呼吸睡眠暂停（obstructive sleep apnea，OSA）筛查。进行心血管系统评估：患者无胸痛、劳累性呼吸困难、端坐呼吸、疲劳和晕厥，睡眠时体位正常。

3. 三年级学员应仔细观察体格检查过程，注意有无步骤遗漏或手法错误等。体格检查完成后，实施操作的住院医师汇报体格检查的发现。指导老师可亲自示范有遗漏或手法错误的体格检查环节，并强调住院医师仔细观察。

4. 床旁查房的收尾：指导老师应对病史汇报与体格检查环节进行扼要的总结，在与患者的交流中示范医患沟通、人文关怀、健康宣教及"以患者为中心"的决策技巧。应告知患者老年患者围手术期各系统相关并发症的发生风险，对于存在胃食管反流和需要清醒插管的患者，需严格禁食、禁饮，必要时给予促胃动力药物和抑酸药物。

（三）病例讨论阶段（示教室）

1. 对床旁查房过程进行总结：指导老师对病史汇报、问诊与体格检查过程进行点评与反馈。患者无手术麻醉史、无药物过敏史、无烟酒嗜好。术前进行总体评估，包括 ASA 分级、代谢当量水平、营养状况、是否有可疑困难气道、精神/认知状况、言语交流能力、肢体运动状况、是否急症手术。近期发病史，包括急性气道疾病、过敏史、脑卒中病史、心脏疾病病史、肺脏疾病病史、内分泌疾病病史、用药史（包括抗凝药物等）、头颈部放疗史、既往外科病史等。

2. 三年级学员对病例特点进行归纳与总结。

年龄：102 岁。

手术创伤大：人工股骨头置换术。

心血管系统：冠心病（可疑）。

呼吸系统：存在局限性肺气肿，双肺感染。血气分析示低氧血症。

肾功能：肌酐及尿素氮升高。

神经系统：脑萎缩，陈旧性脑梗死，术前不合作，认知障碍。

血液系统：术前贫血，凝血酶原时间及凝血时间均延长。红细胞沉降率及 C 反应蛋白升高。

3. 分析与解读辅助检查结果，并讨论提出麻醉前准备及麻醉术中、术后管理注意事项，讨论并制定具体的麻醉实施方案

（1）术前用药：短效苯二氮䓬类药物比阿片类更好，抗胆碱能药物必不可少，若在患者清醒时插管，抗胆碱能药物更要足量。给药途径：应以静脉、口服为主，皮下、肌内注射是不可靠的，术前可应用 H_2 受体阻滞剂（西咪替丁）预防误吸并减轻误吸的危害。

（2）麻醉方式的选择：最近的国际共识认为，优选使用神经阻滞技术，包括椎管内麻醉、外周神经阻滞麻醉等方式，对于术前服用抗凝药物的患者，可以优选外周神经阻滞技术实施外科麻醉。选择全身麻醉，需要根据患者病情、设备条件、麻醉医生技术水平决定，全身麻醉并不是禁忌。选择全身麻醉的理由：凝血异常；手术体位；患者不配合；认知障碍；脊椎畸形。

（3）老年患者的麻醉管理

1）药物：针对脆弱脑功能的老年患者，影响神经递质的药物如抗胆碱药物（东莨菪碱、盐酸戊乙奎醚注射液等）及苯二氮䓬类药物应该加以避免；针对脆弱肝肾功能的患者，肌肉松弛药物最好选择不经过肝肾代谢的药物，如顺式阿曲库铵；对于脆弱肺功能及高龄（>75 岁）的患者，最好给予短效镇静、镇痛药物维持麻醉，以避免中长效麻醉药物残余效应对患者苏醒期呼吸功能的影响；针对脆弱循环功能的患者，麻醉诱导应选择对循环抑制较轻的镇静药物，如依托咪酯等。

2）输液：老年患者由于肾脏功能减退，首选乳酸钠林格液或醋酸钠林格液，原则上慎用人工胶体溶液。急性失血或血容量快速降低时可考虑给予胶体溶液以确保血流动力学平稳，防止脏器功能低灌注。实施目标导向液体管理策略；全身麻醉可给去氧肾上腺素或去甲肾上腺素，以降低对液体输注的过度依赖。

3）输血及加温：异体血输注导致的近期及远期风险远超过临床预期，因此原则上应该尽量限制异体血的输注；自体血液回收与输注有助于减少异体血的输注；输注异体血前建议进行血红蛋白浓度监测；新的凝血管理指南推荐输注红细胞与输注新鲜冷冻血浆的比例为 2∶1；输血、输液时加温，目标是将患者体温维持在 36 ℃以上。低体温会致患者凝血酶原的活力降低，抑制纤维蛋白原的合成功能，增加出血量及异体血输注。

4）呼吸管理与肺功能保护：术前哮喘或近期上呼吸道感染等气道高反应性诱导前可静脉滴注甲泼尼松 1～2 mg/kg 或氢化可的松 100～200 mg，预防术中支气管痉挛的发生；机械通气实施低潮气量＋适当呼气末正压（5～8 cmH$_2$O）策略；吸入氧浓度不超过80%，以防止吸收性肺不张；吸呼比例为 1∶（2.0～2.5）；术中实施目标导向或限制性液体管理方案；苏醒期防止镇静、镇痛及肌肉松弛药物残余；积极抗感染治疗。

（4）麻醉苏醒注意事项

拔管管理：老年患者在拔管后发生气道阻塞的危险性显著增加。应在肌肉松弛监测下指导应用肌肉松弛拮抗剂，使患者在清醒前恢复肌力，恢复足够的潮气量，在清醒下半卧位拔管。拔管前应常规做好放置口咽或鼻咽通气道的准备，并准备好行双人面罩辅助通气，同时做好紧急气道处理的准备，如喉罩、再次气管插管等。老年患者离开 PACU 时，必须评估患者在无刺激时有无低通气或呼吸暂停体征，至少观察 1 小时，若未出现这些征象及吸空气下脉搏血氧饱和度达到所需水平，方可返回病房。在手术结束前 10 ～ 20 分钟，应逐渐降低麻醉镇静与镇痛药物的输注速率，在此过程中，为防止气管插管及外科创伤导致的疼痛应激反应，应给予适当镇痛药物以防止暴发性疼痛的发生。

4. 指导老师对教学查房整个过程进行总结，提出课后学习问题并提供学习参考资料。

问题：老年患者麻醉中的监测包括哪些？

（1）心功能监测

1）全导标准心电图监测：心律失常、心肌缺血、房室传导阻滞等。心率与心律监测：术中心率应维持在术前平静状态心率；过低心率（＜ 40 次 / 分）与过快心率（＞ 100 次 / 分）应及时进行分析处理；心律异常多表现为室性期前收缩、阵发性室性心动过速、心房颤动、房室传导阻滞等，对于显著影响血流动力学稳定的异常心律应积极处理，以防止严重心血管事件发生。

2）血压监测：包括无创血压、有创动脉血压，围手术期血压维持水平一般原则上应维持在术前平静状态下血压上下浮动 20%；对于术前合并脑卒中病史、短暂性脑缺血发作病史、中重度颅脑血管狭窄病史等的患者，术中血压应维持在术前平静状态下血压基线水平范围的上下 20%；血压下降若与静脉容量血管张力的快速丧失有关，可给予去氧肾上腺素或去甲肾上腺素。

3）心排血量及每搏量监测：以混合静脉血氧饱和度为标准的全身氧供需平衡监测指标，正常值为 60% ～ 75%，低于 50% 预示患者的全身氧供需严重失衡；上腔静脉血氧饱和度可以替代混合静脉血氧饱和度反映全身氧供需平衡状态，正常值应大于 70%，低于 70% 应该进行病因分析，尽快逆转全身氧供需失衡。

（2）肺功能监测：气道压力；是否有体位改变、气腹、胸廓塌陷、单肺通气等；是否有气道痉挛、肺水增加等；$PETCO_2$ 波形及分压监测；氧合指数（PaO_2 / FiO_2）监测是对肺通气功能及心肺交互效应的综合评定，正常大于 300 mmHg，若术前正常，术中低于 300 mmHg 应进行病因诊断与处理，早期发现、处理对于患者苏醒期拔管或早期脱机至关重要；呼吸次数与节律监测；血气分析。

（3）体温监测

低体温的定义为核心温度低于36.0 ℃。低体温可造成术后伤口感染发生率增加、伤口愈合延迟、围手术期出血量显著增加、心血管事件增加、术后患者苏醒延迟、远期肿瘤复发率升高等。老年患者由于体温调节功能的严重减退，术中极易发生低体温，因此术中体温监测应该成为常规监测。

（4）麻醉深度监测

常规监测麻醉深度，对于避免患者过度镇静及麻醉过浅所致的术中知晓至关重要。过度镇静可能导致的潜在风险：术中血流动力学不稳定、苏醒期延迟、术后谵妄、术后认知功能障碍、远期死亡率升高。

（5）肌肉松弛监测

肝肾功能减退，肌肉松弛药物残余效应，进而引起苏醒期延迟。老年患者极易出现肌肉松弛残余，如果没有拮抗的禁忌证，常规推荐静脉给予新斯的明＋阿托品拮抗。

参考文献

[1] 郭曲练，姚尚龙 . 临床麻醉学 . 4 版 . 北京：人民卫生出版社，2016.

[2] 邓小明，姚尚龙，于布为，等 . 现代麻醉学 . 4 版 . 北京：人民卫生出版社，2014.

[3] 米勒 . 米勒麻醉学 . 邓小明，黄宇光，李文志，译 . 9 版 . 北京：北京大学医学出版社，2021.

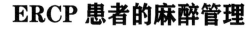

07 ERCP 患者的麻醉管理

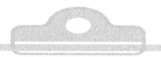

指导老师	张忆平	专业基地或科室	麻醉科	日期	2022 年 10 月 17 日
培训对象	本专业：☑ 一年级学员 ☑ 二年级学员 ☑ 三年级学员				
教学查房名称	ERCP 患者的手术麻醉				
教学目标与要求	低年资住院医师：汇报病史，掌握相关体格检查。 中高年资住院医师：掌握高龄患者的围手术期管理及相关临床操作技能，学习指导低年级学员，点评、纠正、补充低年级学员的病史检查。				
教学重点	1. ERCP 患者的术前评估 2. ERCP 患者的术中管理 3. ERCP 患者的麻醉苏醒 4. ERCP 患者的术后管理				
教学难点	ERCP 患者的术中管理及术后苏醒				
教学地点	麻醉科示教室及病房				

【病历摘要】

患者，女性，89 岁，身高 145 cm，体重 41 kg。

主诉：巩膜黄染、尿黄 1 周。

现病史：患者 1 周前无明显诱因出现皮肤及巩膜黄染，伴尿黄，上腹痛伴恶心、呕吐，食欲明显减退。就诊于当地医院，行腹部 CT 平扫示胆管癌，对症治疗后症状缓解。1 天前上述症状加重，现为进一步诊治就诊于我院消化内科。患者自发病以来精神一般，饮食、睡眠差，体重减轻 1 kg。

既往史：高血压病史 20 余年，规律服用氯沙坦、美托洛尔、硝苯地平，控制尚可；

糖尿病病史 10 余年，胰岛素控制血糖尚可；有脑梗死病史，无后遗症，服用脑心通、氯吡格雷。否认输血史。否认药物、食物过敏史。预防接种史不详。

体格检查：血压 155/88 mmHg，心率 59 次 / 分，体温 36.6 ℃，呼吸 18 次 / 分；身目黄染，意识清楚。

辅助检查：血常规示白细胞计数 6.22×10^9/L，中性粒细胞百分比 83.6%，血红蛋白 126 g/L，血小板计数 264×10^9/L；生化检查示总胆红素 198.2 μmol/L，直接胆红素 136.6 μmol/L，谷丙转氨酶 219.3 U/L，谷草转氨酶 185.5 U/L，白蛋白 43.9 g/L；凝血检查示凝血酶原时间 11.1 秒，纤维蛋白原 3.18 g/L，D- 二聚体 0.49 mg/L；糖化血红蛋白为 6.5%；电解质示钾 2.48 mmol/L，钠 139.6 mmol/L，氯 105.1 mmol/L，总钙 2.06 mmol/L；心电图示窦性心律，T 波改变；心脏超声示主动脉硬化改变，二尖瓣、三尖瓣、主动脉瓣轻度反流，左室射血分数为 67%；肺功能检查提示最大通气量中度减退；肝胆胰脾磁共振示肝门部占位，考虑胆管细胞癌累及胆囊及邻近结构，伴肝门部及腹膜后多发淋巴结转移，胆总管及门脉受累变窄。

术前诊断：胆管癌、高血压、糖尿病、脑梗死。

拟行手术：经内镜逆行性胰胆管造影术（endoscopic retrograde cholangio pancreatography，ERCP）。

【教学查房实施过程】

（一）查房准备阶段（示教室）

1. 教学查房参与成员相互介绍。

2. 介绍教学查房患者的基本信息与教学目标。

3. 宣布本次教学查房过程中的注意事项：①整个教学查房的流程与大致时间分配；②查房中住院医师的角色分配；③参与病例讨论的发言规则；④查房中关注医院感染防护要求、进出病房与站位要求，医患沟通、人文关怀与隐私保护等。

（二）临床信息采集阶段（床旁）

1. 一年级学员脱稿汇报病史，指导医师在听取住院医师汇报同时，应关注信息的遗漏、错误或矛盾的内容。然后通过补充问诊的方式与患者核实，纠正这些信息，并示范问诊技巧，也为后续病例讨论做好信息准确性的铺垫。

2. 体格检查实施与示范：二年级学员采集病史（询问有无打鼾或睡眠呼吸暂停综合征病史、气道手术史、头颈部放疗史和气管插管史）、体格检查（进行气道评估：患者满口假牙，门齿间距＜3 指，甲颏间距＞3 指、颏舌间距＞2 指，Mallampati 分级Ⅱ级，颈部活动不受限）、生化检验检查结果判读。进行循环系统评估（能在家中干轻活，完成 ≤ 4 MET 活动，心功能分级评估为Ⅲ级）、肝功能评估（结合患者血生化指标，根据 Child-Pugh 分级标准，7 分，患者可评为 B 级，手术危险度中等）、肾功能评估（大致正常，因患者食欲减退，进食减少，钾低，术前应予以补充）、呼吸系统评估（患者肺功能检查提示最大通气量中度减退，考虑肺功能检查与患者检查配合度相关；术前完成血气分析检查可直观反映患者呼吸系统功能）、总结评估（这是一例高龄伴多合并症患者行非心脏手术，ASA 分级为Ⅲ级，根据非心脏手术的心脏风险分级，患者行 ERCP 手术的心脏风险级别为低级）。

3. 三年级学员应仔细观察体格检查过程，观察有无步骤遗漏或手法错误等，对各系统的评估进行勘误补充。指导医师可亲自示范有遗漏或手法错误的体格检查环节，并强调住院医师仔细观察。告知患者围手术期循环系统、心脑血管意外相关并发症的发生风险，患者术前服用血管紧张素转化酶抑制剂类药物氯沙坦，嘱患者手术当天停用，其余降压药物不必停用；嘱患者不必停用胰岛素，以免手术应激等因素诱发术中高血糖。评估出血风险和栓塞风险，氯吡格雷建议停药至少 5 天，肝素桥接抗凝。避免术前使用具有呼吸抑制作用的镇痛、镇静药物，禁食、禁饮，必要时给予促胃动力药物和抑酸药物。

4. 床旁查房的收尾：指导医师应对病史汇报、体格检查、系统评估各环节进行扼要的总结，在与患者交流中示范医患沟通、人文关怀、健康宣教及"以患者为中心"的决策技巧。

（三）病例讨论阶段（示教室）

1. 对床旁查房过程进行总结：指导医师对病史汇报、问诊与体格检查、系统评估过程进行点评与反馈。

2. 三年级学员对病例特点进行归纳与总结：该患者基础疾病重，高龄、高危；手术操作复杂、静吸复合麻醉下患者不能过多体动；手术时长不确定，手术刺激大，刺激程度不均匀；术中患者多处于侧卧位或俯卧位；口腔操作空间被占据，插管麻醉难以施行。

3. 分析与解读辅助检查结果，并讨论提出麻醉前准备及麻醉术中、术后管理注意事项：经评估，该患者并非困难气道，但也应提前做好未预料困难气道的准备。术中一定要控制循环稳定，调控血压，维持重要脏器血流灌注，维持氧供需平衡。监测呼气末 CO_2 分压，避免缺氧或 CO_2 蓄积。监测血气分析结果，调节酸碱平衡，体温保护。

4. 讨论并制定具体的麻醉实施方案：ERCP 的镇静要求包括镇静遗忘、镇痛、无体动、安全。ERCP 的麻醉方式包括局部麻醉、全身麻醉以及强化局部麻醉。局部麻醉下患者多数可配合，但患者满意度不高，存在风险；可能存在镇静不足、镇痛不足；患者可能不适，出现恶心、呕吐、呃逆、误吸风险；还可能出现频繁体动，增加手术风险，延长手术时间；吸氧不延续，可能存在取消手术改为全身麻醉的风险。监护性麻醉下实施ERCP时间短、术后快速恢复，适用于健康、非肥胖、ASA分级低的患者，但镇静标准还需要进一步研究。全身麻醉的镇静深度超过手术要求，气管插管刺激影响患者循环，肌肉松弛药物的使用可能会增加术后肌肉松弛残余风险，高龄患者合并症多，术后可能出现拔管困难。不插管则要考虑术中呼吸抑制、反流误吸、术中插管可能。

5.指导老师对教学查房整个过程进行总结，提出课后学习问题并提供学习参考资料。

此次教学查房可以提高住院医师床旁诊查及医患沟通技能，加强住院医师术前访视、分析患者病情及评估患者的能力，最终根据临床问题展开学习，促进各类手术患者麻醉的管理。

参考文献

[1] 郭曲练，姚尚龙.临床麻醉学.4版.北京：人民卫生出版社，2016.

[2] 邓小明，姚尚龙，于布为，等.现代麻醉学.4版.北京：人民卫生出版社，2014.

[3] 米勒.米勒麻醉学.邓小明，黄宇光，李文志，译.9版.北京：北京大学医学出版社，2021.

08 肥胖患者手术的麻醉管理

指导老师	刘春芳	专业基地或科室	麻醉科	日期	2022 年 7 月 17 日
培训对象	本专业：☑ 一年级学员 ☑ 二年级学员 ☑ 三年级学员				
教学查房名称	肥胖患者手术的麻醉管理				
教学目标与要求	低年资住院医师：汇报病史，掌握相关体格检查 中高年资住院医师：掌握肥胖患者的围手术期管理及相关临床操作技能，学习指导低年级学员，点评、纠正、补充低年级学员的病史检查				
教学重点	1. 熟悉肥胖主要引起的病理生理改变 2. 了解肥胖患者麻醉前评估 3. 掌握肥胖患者围手术期麻醉处理原则				
教学难点	肥胖患者的术中管理及术后苏醒				
教学地点	麻醉科示教室及病房				

【病历摘要】

患者，男性，45 岁。

主诉：反复右上腹隐痛半年余。

现病史：患者自诉半年前无明显诱因出现上腹部疼痛，以右上腹为重，为持续性胀痛，疼痛与体位无关，症状加重时伴右肩部疼痛不适，偶尔伴恶心、呕吐，无发热、寒战，无心慌、气短、胸痛及呼吸困难等伴随症状，在家自行按胃病服用相关药物后症状好转，半年来腹痛反复发作，尤以饮食不当后容易诱发，行彩超检查诊断为胆囊结石，服用利胆药物治疗，腹痛仍反复发作，为求彻底治疗遂来我院，门诊以"慢性结石性胆囊炎"收入院。患者自发病以来常觉口苦，无全身皮肤黄染病史，饮食正常，精神好，大小便正常，体重无明显改变。

既往史：患者既往身体状况一般。否认高血压、糖尿病、冠心病、肾病病史。否认肝炎病史。否认手术史、外伤史。否认输血史。否认药物、食物过敏史。预防接种史不详。

体格检查：体温 36.6 ℃，脉搏 88 次 / 分，呼吸 18 次 / 分，血压 130/88 mmHg。未见颈动脉异常搏动及颈静脉怒张，双肺呼吸音粗，未闻及干、湿性啰音，心前区无隆起，心率 88 次 / 分，律齐，心前区未闻及杂音。

辅助检查：胸部 X 线片未见明显异常。心电图：①窦性心律；②T 波改变。腹部彩超示慢性胆囊结石。

实验室检查：血常规、电解质、肝肾功能未见明显异常。

术前诊断：慢性结石性胆囊炎。

拟行手术：腹腔镜下胆囊切除术。

【教学查房实施过程】

（一）查房准备阶段（示教室）

1.教学查房参与成员相互介绍。

2.介绍教学查房患者的基本信息与教学目标。

3.宣布本次教学查房过程中的注意事项：①整个教学查房的流程与大致时间分配；②查房中住院医师的角色分配；③参与病例讨论的发言规则；④查房中关注医院感染防护要求、进出病房与站位要求，医患沟通、人文关怀与隐私保护等。

（二）临床信息采集阶段（床旁）

1.一年级学员脱稿汇报病史，指导老师在听取住院医师汇报的同时，应关注信息的遗漏、错误或矛盾的内容。然后通过补充问诊的方式与患者核实，纠正这些信息，并示范问诊技巧，也为后续的病例讨论做好信息准确性的铺垫。

2.二年级学员体格检查实施与示范：采集病史（询问有无打鼾或睡眠呼吸暂停综合征病史、气道手术史、头颈部放疗史和气管插管史）、体格检查（进行气道评估：患者门齿间距＜3指，甲颏间距＞3指、颏舌间距＞2指，Mallampati 分级 Ⅱ 级，颈部活动不受限）、生化检验检查结果判读。

3.指导老师补充还应进行以下评估

（1）体重指数（body mass index，BMI）：临床上评价体重一般采用 BMI，即体重 / 身高的平方（kg/m²），BMI 是目前全世界通用的衡量肥胖的指标。中国正常成年人的 BMI 为 18.5 ～ 23.0 kg/m²，超重为 23 ～ 25 kg/m²，肥胖为 ≥ 25 kg/m²，轻度肥胖为 25 ～ 30 kg/m²，中度肥胖为 30 ～ 35 kg/m²，重度肥胖为 ≥ 35 kg/m²，超级肥胖为 ≥ 50 kg/m²。此患者的 BMI

为 32 kg/m^2，为中度肥胖患者。

（2）术前评估：术前要对肥胖患者的呼吸功能进行全面的评估，包括采集病史（询问有无打鼾或睡眠呼吸暂停综合征病史、气道手术史、头颈部放疗史和气管插管史）、体格检查、血常规（排除红细胞增多症）、胸部 X 线检查、卧立位血气分析、卧立位肺功能等。同时，对所有病态肥胖患者都应进行 OSA 筛查，包括 OSA 病史采集、睡眠时心电及血氧饱和度监测，有条件的医院应行多导睡眠呼吸监测以评估 OSA 的严重程度。

（3）困难面罩通气（difficult mask ventilation，DMV）危险因素：年龄 > 55 岁、打鼾病史、蓄络腮胡、无牙、肥胖（BMI > 26 kg/m^2）是 DMV 的 5 项独立危险因素。另外，Mallampati 分级为Ⅲ级或Ⅳ级、下颌前伸能力受限、甲颏距离过短（< 6 cm）等也是 DMV 的危险因素。当具备 2 项以上危险因素时，提示 DMV 的可能性较大。

（4）应告知患者围手术期呼吸系统相关并发症的发生风险，包括清醒插管、术后拔管延迟、呼吸机辅助呼吸，甚至气管切开的可能性。术前避免使用具有呼吸抑制作用的镇痛、镇静药物，对于存在胃食管反流和需要清醒插管的患者，需严格禁食、禁饮，必要时给予促胃动力药物和抑酸药物。

（三）病例讨论阶段（示教室）

1. 对床旁查房过程进行总结：指导老师对病史汇报、问诊与体格检查、系统评估过程进行点评与反馈。

2. 三年级学员对病例特点进行归纳与总结：患者无手术麻醉史、无药物过敏史、无烟酒嗜好。进行气道评估：患者张口度 2 横指，甲颏距离 < 5 cm，Mallampati 气道分级为Ⅱ级，头颈活动度正常，甲状软骨水平的颈部周长 > 43 cm，术前存在阻塞性睡眠呼吸暂停低通气综合征，有打鼾病史，预计存在 DMV 及气管插管困难，属于已预料的明确的困难气道，目前暂无通气困难，属于非紧急气道，但是气道处理时需注意避免演变为紧急气道。进行心血管系统评估：患者无胸痛、劳累性呼吸困难、端坐呼吸、疲劳和晕厥，睡眠时体位正常。

3. 三年级学员汇报麻醉前准备及入手术室检查情况：麻醉前准备包括麻醉药物、麻醉抢救药物、气管插管和喉罩通气设备、麻醉机和监护仪的准备。麻醉药物包括全身麻醉诱导药物如丙泊酚、依托咪酯、舒芬太尼、瑞芬太尼、罗库溴铵或顺式阿曲库铵等，血管活性药物如麻黄素、去甲肾上腺素、去氧肾上腺素、硝酸甘油。抢救药物包括肾上腺素等。插管用具包括喉镜、气管导管和喉罩、吸引器及吸引管。准备好监测设备。患者入手术室后核对患者基本信息，常规监测无创血压、血氧饱和度、呼吸、心电图，开放静脉通路。再次进行气道评估。

指导老师补充：麻醉准备比较完善，对于肥胖患者，还需准备好口咽通气道，以备麻醉诱导或拔管后出现完全性或部分上呼吸道梗阻，可以辅助通气。

4. 麻醉过程中的注意事项

（1）麻醉诱导过程的注意事项（二年级学员口述，指导老师补充）

术前用药：短效苯二氮䓬类药物比阿片类更好，抗胆碱能药物必不可少，如果在患者清醒状态下插管，抗胆碱能药物更要足量。给药途径：应以静脉、口服为主，皮下、肌内注射是不可靠的，术前可应用 H_2 受体阻滞剂（西咪替丁）预防误吸并减轻误吸的危害。

麻醉诱导和插管：诱导插管是肥胖患者全身麻醉中最关键、风险最大的操作步骤，应尽量在 2 分钟内完成。整个过程需要有经验的麻醉医师协助。综合评估插管困难程度及麻醉医师的经验，选择清醒插管或快速诱导插管。一般认为，实际体重超过标准体重的 175%、有明显的睡眠呼吸暂停综合征症状、开口不见腭垂者应采用清醒插管。肥胖症患者对仰卧位的耐受力低，头高脚低位（30°）患者更舒适，诱导推荐采用头高斜坡位，即保持外耳道水平与胸骨切迹水平齐平，上肢远离胸廓，此体位有利于减轻过大的腹压对膈肌的压迫，从而改善呼吸。另可通过手术台轻度左倾或右臀下放一楔状物，来避免过大的腹压对下腔静脉的压迫。诱导时头、肩下垫物有利于舒展颈部。出现氧合过低可使用沙滩椅位复合呼气末正压。快速诱导时，尽量使用起效快及代谢快的麻醉药物，适当降低辅助呼吸程度并压迫环状软骨，减少气体进入胃及避免胃内容物反流。肥胖患者面罩通气采用 V-E 手法，相比于 C-E 手法失败率更低，且能够产生更高的潮气量。可在插管期间采用经鼻给予高流量氧气（15 ～ 70 L/min）的技术来延长患者缺氧时间。舒更葡糖钠作为罗库溴铵的特效拮抗剂，应保证随时可取以应对紧急情况。

全身麻醉用药：根据实际体重给药将导致药量过大，根据理想体重用药通常是不够的，最合适的剂量是介于二者之间。亲脂性药物硫喷妥钠和丙泊酚需要大剂量（7 mg/kg 和 5 mg/kg）；苯二氮䓬类药物按体重比应使用正常剂量；芬太尼的分布容积并不增大，按理想体重（男性：身高 –100，女性：身高 –105）给予正常剂量，舒芬太尼根据理想体重计算药量更合理。水溶性非去极化肌肉松弛剂，如维库溴铵、泮库溴铵、阿曲库铵按理想体重给予正常剂量。吸入麻醉药物的主要危险在于吸入麻醉药物时产生高水平的血清氟离子和其他无机离子，最好不用氟烷，异氟醚是可选择的吸入全身麻醉药物，使用七氟醚麻醉时，肥胖患者的血清氟离子浓度快速增加。

该例患者全身麻醉诱导的药物选择的是有特效拮抗剂的罗库溴铵，以备插管困难后的应急处理。

（2）麻醉管理注意事项

1）肥胖患者的主要病理、生理改变

呼吸系统：肥胖患者表现为全身性的脂肪堆积。胸腹壁脂肪堆积会直接影响其呼吸功能的正常运作。具体来讲，肥胖患者的胸廓范围及顺应性明显降低，比普通人群呼吸的气道阻力大、通气量小，无效呼吸增多。通常情况下肥胖患者的呼吸功能检查并无明显异常。但肥胖患者的功能残气量、呼气储备容量和肺总容量都随着 BMI 的增加而降低。全身麻醉使这些变化更为明显，肥胖患者麻醉后功能残气量减少 50%，而非肥胖患者只减少 20%。功能残气量的降低导致肥胖患者耐受呼吸暂停的能力下降。这些改变主要是肥胖患者的小气道闭塞引起肺泡膨胀不全、肺扩张不全、血气不畅及低氧血症所致。

心血管系统：肥胖患者的循环血量、血浆容量和心排血量会随着 BMI 的升高而增加。因此肥胖患者患高血压的比例较高。肥胖患者患高血压的比例超过 75%。其中轻中度高血压为 50% ～ 60%，重度为 5% ～ 10%。心力衰竭是长期高血压的重要并发症，肥胖也成为心肌病的重要因素之一，有人将肥胖患者的心力衰竭称为肥胖性心肌病。

2）肥胖患者的麻醉管理（三年级学员口述，指导老师补充）

①麻醉监测：外科手术范围和并存疾病情况是决定监测项目选择的主要因素。肥胖患者需进行常规心电图、外周血氧饱和度、无创血压、呼气末 CO_2 分压监测，如不适合进行无创血压监测或患有严重心肺疾病，应进行有创动脉血压监测。对于有心力衰竭、肺动脉高压或合并其他内科情况的患者，术中可行经食管超声心动图（transesophageal echocardiography，TEE）检查和肺动脉导管置管，以连续评估容量状态及必要的心脏功能。采用 BIS 监测麻醉深度，特别是全凭静脉麻醉下，以避免麻醉药物过量。建议术中采用肌肉松弛监测。

②麻醉维持：最好使用在脂肪组织内蓄积最少的药物。丙泊酚按总体重持续输注或吸入性麻醉药物均可用于麻醉维持，血气分配系数低的地氟烷和七氟烷优于异氟烷。但应特别注意诱导后及时给予维持用药，避免术中知晓。提倡术中多模式镇痛，联合使用局部麻醉和阿片类药物。

③通气管理：最重要的两个问题是肺氧合功能和气道压力。关于机械通气，容量控制或压力控制模式均可。每分通气量可达 70 ～ 80 mL/kg，每分通气量根据呼气末 CO_2 分压来调整。适当增加患者的吸入氧浓度（＞ 50%），采用中低水平的呼气末正压（5 ～ 10 cmH_2O）可能更有助于改善肥胖患者术中和术后的氧合功能。对于术中采用高浓度氧通气仍难以维持充分氧合的患者，采用间断肺膨胀复合呼气末正压的方式可能有效。推荐将动脉血气监测列为病态肥胖患者监测的常规。预防气压伤可通过及时调节呼吸机相

关参数及完善肌肉松弛来实现。

④液体管理：肥胖患者所需液体应根据其体重来计算，以达到等量补液的目的。肥胖和心室舒张期功能障碍具有高度的相关性。合并心脏病的患者，不能很好耐受较大的液体负荷，更易发生肺水肿。

（3）麻醉苏醒注意事项

拔管管理：肥胖患者拔管后发生气道阻塞的危险性显著增加。应在肌肉松弛监测下指导应用肌肉松弛拮抗剂，使患者在清醒前恢复肌力，恢复足够的潮气量，在清醒下半卧位拔管。拔管前应常规做好放置口咽或鼻咽通气道的准备，并准备好行双人面罩辅助通气，同时做好紧急气道处理的准备，如喉罩、再次气管插管等。肥胖患者离开 PACU 时，必须评估患者在无刺激时有无低通气或呼吸暂停体征，至少观察 1 小时，若未出现这些征象及正常自然呼吸时脉搏血氧饱和度达到所需水平，方可返回病房。

肥胖伴有睡眠呼吸暂停者麻醉安全守则：情况允许下尽量避免全身麻醉或使用镇静剂；应用短时效药物；监测麻醉深度，特别是全凭静脉麻醉下，以减少麻醉药物过量；术中建议应用肌肉松弛监测；提倡应用局部阻滞及多模式联合镇痛；苏醒期保持头高位；出监护室前持续监测脉搏血氧饱和度。

（4）术后管理注意事项

肌肉松弛监测：4 个成串刺激，间隔 0.5 秒连续发出 4 个超强刺激（即 2 Hz）后分别产生 4 个肌颤搐，它们分别为 T1、T2、T3、T4。观察其收缩强度及 T1 与 T4 之间是否依次出现衰减，通过 T4/T1 的比值来判定阻滞程度，根据衰减情况可以确定肌肉松弛剂的阻滞特性，评定肌肉松弛作用。去极化阻滞时，4 个肌颤搐幅度均降低（T4/T1 > 0.9 或接近 1.0）。非去极化阻滞时，T4/T1 比值逐渐降低，当 T4 消失时，相当于单刺激对肌颤搐抑制 75%，阻滞程度进一步加深，T3、T2 和 T1 依次消失，这时分别相当于单刺激肌颤搐抑制 80%、90% 和 100%。当 T4/T1 > 0.75 时，提示肌张力已充分恢复。

苏醒及拔管：肥胖患者拔管前需确保镇静、镇痛、肌肉松弛药物代谢完全，可利用肌肉松弛监测指导拔管，丙泊酚、苯二氮䓬类、麻醉性镇痛药物及肌肉松弛残余均可影响患者咽喉肌群的力量，尤其对于合并阻塞性睡眠呼吸暂停低通气综合征的患者，易发生舌后坠、气道梗阻等。手术结束后，常规给患者清理呼吸道，手法复张肺，改善肺不张，待患者完全清醒后，方可拔管，并且备好口咽或鼻咽通气道或气管插管用具等。拔管后，常规辅助患者保持半坐位，改善呼吸功能。对于肥胖患者，使用罗库溴铵及其特异性拮抗药物舒更葡糖钠，可以使术后肌肉松弛恢复更加完全，减少呼吸道梗阻等风险。

所有行手术的肥胖患者术后均应持续氧疗以维持术前脉搏血氧饱和度水平，并保持半卧位或端坐位。若患者家中已应用持续气道正压通气，术后自主吸氧不能维持氧合，则恢复持续气道正压通气。患者术后 24 ～ 48 小时内预防性应用双水平气道正压通气（12 cmH$_2$O 吸气压，4 cmH$_2$O 呼气压）可以显著改善 FVC、FEV$_1$ 和氧合。

术后镇痛：对于大多数患者，采用神经阻滞镇痛、硬膜外镇痛可取得理想镇痛效果，并缩短康复时间。不推荐使用肌内注射镇痛药物，因为其药代动力学不明。如以上镇痛方法不适合，可采用静脉阿片类药物行患者自控静脉镇痛（patient controlled intravenous analgesia，PCIA）。行 PCIA 的患者要密切关注呼吸抑制的可能，特别是合并 OSA 的患者。推荐联合应用对呼吸抑制小的药物，如右美托咪定和对乙酰氨基酚。本例患者在手术结束后进行了切口局部浸润麻醉，复合术后采用 PCIA 泵静脉镇痛。

血栓预防：肥胖患者大多有红细胞增多症、下腔静脉受腹部压迫及活动量减少，术后深静脉血栓及肺栓塞发病率增高。应积极预防，如采取早期进行下肢活动、使用低分子量肝素等措施。

安排住院医师归纳与总结：对于肥胖患者的麻醉，应选用起效迅速、作用时间短的强效吸入麻醉药物，如七氟烷、地氟烷；选用静脉麻醉药物和麻醉镇痛药物，辅助中等作用时间的非去极化肌肉松弛药物维持麻醉。

指导老师补充麻醉注意要点：肥胖患者功能残气量和通气功能的降低程度比正常体重患者大，需加强围手术期监护。通过术前呼吸功能锻炼能显著改善病态肥胖患者苏醒期的氧合，促进苏醒期呼吸功能的恢复，同时缩短拔管时间和 PACU 停留时间，应鼓励并要求患者进行术前呼吸功能锻炼。

提问：

①提问一年级学员：低氧血症的定义及其成因是什么？

②提问二年级学员：肥胖患者的拔管指征是什么？

③提问三年级学员：阻塞性睡眠呼吸暂停综合征的病理、生理基础可对机体造成什么损害？

参考文献

[1] 郭曲练，姚尚龙 . 临床麻醉学 . 4 版 . 北京：人民卫生出版社，2016.

[2] 邓小明，姚尚龙，于布为，等 . 现代麻醉学 . 4 版 . 北京：人民卫生出版社，2014.

[3] 米勒 . 米勒麻醉学 . 邓小明，黄宇光，李文志，译 . 9 版 . 北京：北京大学医学出版社，2021.

09
鼾症手术的麻醉管理

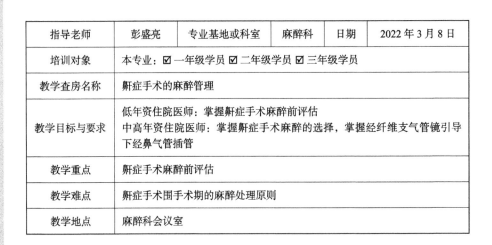

指导老师	彭盛亮	专业基地或科室	麻醉科	日期	2022 年 3 月 8 日
培训对象	本专业：☑ 一年级学员 ☑ 二年级学员 ☑ 三年级学员				
教学查房名称	鼾症手术的麻醉管理				
教学目标与要求	低年资住院医师：掌握鼾症手术麻醉前评估 中高年资住院医师：掌握鼾症手术麻醉的选择，掌握经纤维支气管镜引导下经鼻气管插管				
教学重点	鼾症手术麻醉前评估				
教学难点	鼾症手术围手术期的麻醉处理原则				
教学地点	麻醉科会议室				

【病历摘要】

主诉：睡眠打鼾 20 余年，加重半年。

现病史：患者诉 20 多年前无明显诱因出现睡眠打鼾，当时未出现睡眠时呼吸暂停现象，伴反复咽痛、发热，每月 1 次，予以对症治疗后症状可好转，未予重视，无鼻塞、鼻涕、头痛等不适。今年 3 月以来，上述症状加重，并出现睡眠时呼吸暂停现象，伴白天精神差，反应差，记忆力减退，今为求诊治遂来我院，门诊拟"鼾症"收入院。自发病以来，精神良好，饮食可，睡眠较差，体重增加 15 kg，大小便正常。

既往史：患者既往体健。否认高血压、糖尿病、冠心病、肾病病史。否认肝炎病史。否认手术史。否认输血史。否认药物、食物过敏史。

术前诊断：①鼾症；②慢性鼻炎。

【教学查房实施过程】

（一）查房准备阶段（示教室）

1. 鼾症手术是将悬雍垂、软腭、扁桃体切除或部分切除，并加以腭咽成型，以改善患者睡眠状态下气道梗阻。

2. 术前评估

（1）患者多肥胖，血液黏滞度增高，多伴有高血压和心肌缺血、劳损等。术前应全面了解和正确评估患者的循环和呼吸代偿能力。

（2）术前评估患者是否存在困难气道。

3. 麻醉方式的选择

（1）建议采用经鼻气管内插管的全身麻醉。在围手术期要注意评估和处理困难气道。

（2）对预计插管难度大者，应在镇静、镇痛和充分的表面麻醉下、慢诱导可视下插管为宜。

（二）临床信息采集阶段（床旁）

患者入室后血压 140/89 mmHg，脉搏 85 次 / 分，血氧饱和度 95%。患者张口度尚可，Mallampati 气道分级为Ⅲ级，评估患者可能存在插管困难。予以丙泊酚缓慢诱导，待患者入睡后予以面罩加压通气，观察患者是否存在面罩通气困难。该患者可以正常进行面罩通气，再给予瑞芬太尼 + 右美托咪定 + 充分的表面麻醉，可获得较好的镇静、镇痛效果，在纤维支气管镜引导下经鼻气管插管。术中以七氟烷、丙泊酚、右美托咪定、瑞芬太尼维持，术毕入恢复室观察。

（三）病例讨论阶段（示教室）

1. 鼾症手术患者的麻醉管理

（1）问：气道困难发生的概率大，术前如何评估患者存在气道困难？

答：术前可询问患者既往是否有气管插管困难病史，观察患者头颈活动度、张口度及 Mallampati 气道分级等。

（2）问：手术刺激强，血流动力学波动大，如何较好地维持血流动力学稳定？

答：术中应予以患者充分的镇静、镇痛，可在麻醉深度监测的前提下，泵注瑞芬太尼和右美托咪定，加七氟烷吸入维持麻醉，将患者麻醉深度维持在 40 ~ 60，血压维持在入手术室基础血压上下浮动 20% 的范围，必要时可给予小剂量血管活性药物以维持血压。

（3）问：鼾症手术麻醉应着重注意什么？

答：鼾症手术操作区域在头端，且消毒铺巾后，气管插管和呼吸管路被覆盖，手术操作可使气管插管扭曲、打折、脱落，术中应密切观察。

（4）问：术毕送恢复室是常规拔管吗？

答：鼾症手术刺激大，术毕尽管患者清醒，但由于麻醉药物和肌肉松弛药物的残余及手术创伤、压迫造成的水肿，存在急性气道梗阻的可能，所以对于鼾症手术患者，术毕应予以地塞米松，并常规应用肌肉松弛拮抗剂，继续泵注右美托咪定。观察患者呼吸道的通畅情况、氧合情况、是否有大量创面出血及循环功能状况。

（5）问：鼾症手术患者术后镇痛泵该如何选择？

答：鼾症手术患者术后咽喉部的疼痛很明显，术后 48 小时内患者镇痛的需求较高，一般可予以 PCIA。可选择对呼吸功能影响较小的镇痛药物或阿片类药物。

2. 进行提问

鼾症患者术前评估存在气道困难，有插管困难的可能。予以丙泊酚缓慢诱导之后，发现患者面罩通气不能维持呼吸，这时该如何处理以维持患者的血氧饱和度？

参考文献

[1] 郭曲练，姚尚龙. 临床麻醉学. 4 版. 北京：人民卫生出版社，2016.

[2] 刘润田. 脊柱外科学. 上海：上海第二军医大学出版社，2009.

10 经尿道前列腺等离子电切除术患者的麻醉管理

指导老师	陈勇	专业基地或科室	麻醉与围手术期医学科	日期	2022 年 7 月 16 日
培训对象	本专业：☑ 一年级学员 ☑ 二年级学员 ☑ 三年级学员				
教学查房名称	经尿道前列腺等离子电切除术患者的麻醉管理				
教学目标与要求	低年资住院医师：汇报病史，掌握相关体格检查 中高年资住院医师：掌握经尿道前列腺等离子电切除术患者术前访视和术前评估的重要意义，根据访视结果评估 ASA 分级标准及决定麻醉方案				
教学重点	1. 经尿道前列腺等离子电切除术患者麻醉术前访视和术前评估的目的 2. 经尿道前列腺等离子电切除术患者麻醉术前访视的内容				
教学难点	经尿道前列腺等离子电切除术患者的围手术期麻醉管理				
教学地点	示教室与病房				

【病历摘要】

患者，男性，74 岁。

主诉：排尿困难，尿潴留，已留置导尿管 5 天。

现病史：患者自诉数年前无明显诱因出现排尿困难，排尿费力，尿线变细，尿滴沥，无畏寒、发热，无恶心、呕吐，无肉眼血尿，至当地医院就诊，考虑为前列腺增生，并予以对症支持治疗，留置导尿管，今患者为进一步检查治疗，至我院就诊，门诊拟"前列腺增生"收入院。患者自发病以来，精神可，饮食可，大便无明显异常，体重无明显改变。

既往史：患者既往身体一般。否认高血压、糖尿病、冠心病、肾病病史。否认肝炎、结核病史。否认手术、外伤及输血史。否认药物、食物过敏史。

体格检查：体温 36.4 ℃，脉搏 79 次 / 分，呼吸 20 次 / 分，血压 116/76 mmHg。两肺

呼吸音正常，未闻及干、湿性啰音，各瓣膜未闻及杂音。双肾区无隆起，无压痛及叩击痛，双侧输尿管行径无压痛，未扪及肿块，膀胱区不充盈，无压痛；直肠指检示前列腺明显增大，质中，光滑，无压痛，中央沟消失；阴茎无畸形，双侧睾丸附睾未扪及肿块及结节，精索静脉无曲张。IPSS 评分 21 分。

辅助检查：胸部 X 线片、心电图及肺功能结果均正常。心脏彩超提示二尖瓣、三尖瓣微量反流，左心室舒张功能减退。颈动脉彩超提示双侧颈总动脉分叉处斑块。颅脑 MRI 提示老年脑；脑内多发缺血灶；双侧基底节区陈旧性腔隙性梗死，不排除血管周围间隙可能；脑动脉硬化。泌尿系彩超提示左肾大小、形态、实质回声正常，包膜光整，集合系统不扩张，右肾大小、形态、实质回声正常，包膜光整，检查所见：集合系统不扩张，右肾实质内可见一个类圆形无回声囊性暗区，壁薄，边界清，后方回声增强，大小约 7 mm × 5 mm，CDFI 于其内部未见明显血流信号。双输尿管未见明显扩张。膀胱充盈一般，壁粗糙，腔内见导尿球表回声。前列腺大小为 47 mm × 53 mm × 42 mm，前列腺体积增大，包膜完整，内部回声不均匀，其内见团状强回声，提示前列腺增大并钙化灶。

实验室检查：血红蛋白 108 g/L，红细胞计数 2.9×10^9/L，中性粒细胞百分比 78.5%，凝血功能及电解质正常。生化检查结果：总蛋白 61.57 g/L，白蛋白 34.93 g/L。

诊断：前列腺增生。

主要治疗方案：患者诊断明确，手术指征明显，术前相关检查未见明显手术禁忌证，拟行经尿道前列腺等离子电切术。

【教学查房实施过程】

（一）查房准备阶段（示教室）

1. 教学查房参与成员相互介绍。

2. 介绍教学查房患者的基本信息与教学目标。

3. 宣布本次教学查房过程中的注意事项：①整个教学查房的流程与大致时间分配；②查房中住院医师的角色分配；③参与病例讨论的发言规则；④查房中关注医院感染防护要求、进出病房与站位要求、医患沟通、人文关怀与隐私保护等。

（二）临床信息采集阶段（床旁）

注意：进病房前排队手消毒，进去以后注意不同医师的不同站位。

1. 一年级学员进行病史汇报，指导老师在听取住院医师汇报的同时，应关注信息的遗漏、错误或矛盾的内容。然后通过补充问诊的方式与患者核实，纠正这些信息，并示范问诊技巧，也为后续的病例讨论做好信息准确性的铺垫。

2.二年级学员进行体格检查的实施与示范：采集患者病史（询问有无心脑血管病病史、手术史、过敏史等）、**体格检查**（进行气道评估：张口度、舌颌距离和舌下甲状软骨距离、甲颏距离、头颈活动度等）、辅助检查及检验结果等。进行心血管系统、呼吸系统及脑功能评估。

3.三年级学员仔细观察体格检查过程，注意有无步骤遗漏或手法错误等。体格检查完成后，实施操作的学员汇报体格检查的发现。指导老师可亲自示范有遗漏或手法错误的体格检查环节，并强调住院医师仔细观察。

（三）病例讨论阶段（示教室）

对床旁查房过程进行总结：指导老师对病史汇报、问诊与查体过程进行点评与反馈。

提问一：麻醉术前访视的内容包括哪些？

（1）了解病情：仔细全面阅读病历，对病情、诊断、手术方案和麻醉的风险有一个总体评估。

（2）医患交流：了解患者的病情和既往史，重点对与麻醉相关的部位进行体检，消除患者的紧张情绪，告知患者和（或）家属麻醉方案及可能并发症，使其签署麻醉知情同意书。

（3）术前准备：在访视患者当天制定麻醉计划。对手术方案或其他外科相关问题有疑问时，应及时与外科医生沟通。

提问二：如何对老年前列腺手术患者进行麻醉评估？

（1）前列腺手术大多为老年患者，老年患者的心肺储备功能相对较差，并且大多存在心脏退行性改变及血管硬化等情况，严重影响了患者的心脏代偿功能，同时老年患者还经常合并有各种慢性疾病，给手术和麻醉治疗带来了很大的风险。

（2）心功能评估：根据 NYHA 心功能分级问诊，一般根据体力劳动后有无心悸、呼吸困难、胸闷、胸痛等，通过问诊评估患者的心功能分级。听诊心音：二尖瓣区在心尖搏动最强点，又称为心尖区；肺动脉瓣区位于胸骨左缘第 2 肋间；主动脉瓣区在胸骨右缘第 2 肋间；主动脉瓣第二听诊区位于胸骨左缘第 3 肋间；三尖瓣区位于胸骨下端左缘，即胸骨左缘第 4、第 5 肋间。听诊顺序：二尖瓣区开始—肺动脉瓣区—主动脉瓣区—主动脉瓣第二听诊区—三尖瓣区。

该患者心功能评级为 Ⅱ 级。

（3）肺功能评估

肺部听诊：肺部听诊的位置主要是在胸部、侧胸部及背部的各个肋间。一般是从肺尖开始，遵循从上到下、从外向内、从左到右的顺序。

临床常用简单易用的床旁测试评估患者肺功能，方法如下。

1）屏气试验（憋气试验）：让患者深呼吸数次后在深吸气后屏住呼吸，记录其能屏住呼吸的时间。屏气时间在 30 秒以上为正常。如屏气时间短于 20 秒，可认为肺功能显著不全。

2）吹气试验：患者在尽量深吸气后做最大呼气，若呼气时间不超过 3 秒，表示用力肺活量基本正常。如呼气时间超过 5 秒，表示存在阻塞性通气障碍。

3）吹火柴试验：点燃的纸型火柴置于距患者口部 15 cm 处，让患者吹灭，如不能吹灭，可以估计 FEV/FVC% < 60%，第 1 秒用力呼气量 < 1.6 L，最大通气量 < 50 L。

4）患者的呼吸困难程度：活动后呼吸困难（气短）可作为衡量肺功能不全的临床指标，一般分为 5 级。0 级：无呼吸困难症状；Ⅰ级：能根据需要远走，但易疲劳，不愿步行；Ⅱ级：步行距离有限制，走一两条街后需停步休息；Ⅲ级：短距离走动即出现呼吸困难；Ⅳ级：静息时也出现呼吸困难。

该患者肺功能正常。

（4）脑功能评估：老年人神经系统呈退行性改变，表现为在日常生活中活动能力降低，对麻醉药物的敏感性增加，发生围手术期谵妄和术后认知功能下降的风险升高。老年人自主神经反射的反应速度减慢，反应强度减弱，对椎管和周围神经传导阻滞更加敏感。患有周围血管疾病、高血压或糖尿病的老年患者极易合并脑血管疾病。对于合并或可疑中枢神经系统疾病患者应行头部 CT、MRI、脑电图等检查。

（5）肝脏、肾脏功能及肝肾疾病评估：老年患者肝脏重量减轻，肝细胞数量减少，肝血流也相应减少，肝体积的缩小显著损害肝功能。肝脏合成蛋白质的能力降低，代谢药物的能力也有不同程度的下降，或长时间使用缩血管药物等，均可导致肝血流减少和供氧不足，严重时可引起肝细胞功能损害。老年患者肾组织萎缩、重量减轻，肾单位数量减少，肾小球滤过率降低，肾浓缩功能降低，保留水的能力下降，最终导致需经肾清除的麻醉药物及其代谢产物的消除半衰期延长。

提问三：经尿道前列腺等离子电切术的麻醉关注点有哪些？

（1）麻醉管理中需特别注意高容量性低钠血症的防治，尤其是当灌洗液流出受阻、膀胱内压力增高时，加上静脉窦破裂，大量灌洗液被血液吸收导致血容量剧增，血液极度稀释，再加上肾功能有一定程度的损害，不能及时将多余的水排出体外。若手术时间较长，则灌洗液的吸收量增多，致使血钠下降，患者出现烦躁不安等精神症状，血氧饱和度下降，血压和 CO_2 升高或无明显变化，严重球结膜水肿，甚至肺水肿。因此在术中需要多次进行动脉血气分析，如发现血钠降低、电解质紊乱，及时利尿脱水、补充钠离子、适量输血、输液并进行中心静脉监测，可很好地防治 TURP 综合征。

（2）大量冷冲洗液易致体温降低，术中应加强保温措施。

（3）体位变化时易发生低血压，因此，动作应轻缓，严密监测血压、心率的变化。在膀胱压力过高、插入和拔出电切镜时均可导致迷走神经刺激，引起反射性心动过缓，此时应立即暂停手术，迅速排空膀胱内冲洗液，同时静脉滴注阿托品 0.5 mg，使心率恢复正常。

提问四：经尿道前列腺等离子电切术患者的麻醉管理注意事项有哪些？

（1）麻醉药物选择：前列腺手术大多是老年患者，因此麻醉药物应尽量选择对患者血流动力学影响较小的，不依赖于肝肾代谢，且起效和代谢快的药物。

（2）容量控制：如有必要，术中可根据监测中心静脉压及精准控制液体的出入量，尽量降低心脏负荷。术中严密监测中心静脉压，避免 TURP 综合征的发生。

（3）监测指标：有创动脉血压、中心静脉压、心电图、心率、脉搏、血氧饱和度、体温、麻醉深度、动脉血气、尿量、呼气末 CO_2 分压、潮气量、呼吸频率、气道压。

（4）麻醉要求：密切关注手术进展，记录患者手术过程中电切液的入量及出量，维持血流动力学的稳定；维持一定的麻醉深度，保持 BIS 在 40 ～ 60；防止围手术期低体温的发生；调节水电解质平衡，保持患者机体内环境稳定。

参考文献

[1] 郭曲练，姚尚龙．临床麻醉学．4 版．北京：人民卫生出版社，2016.

[2] 邓小明，姚尚龙，于布为，等．现代麻醉学．4 版．北京：人民卫生出版社，2014.

[3] 米勒．米勒麻醉学．邓小明，黄宇光，李文志，译．9 版．北京：北京大学医学出版社，2021.

11 双腔支气管插管患者的麻醉管理

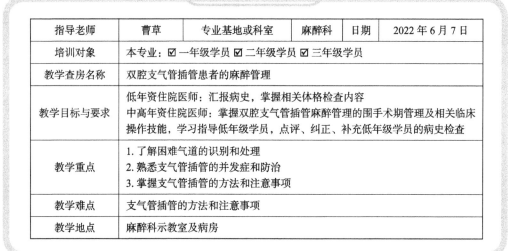

指导老师	曹草	专业基地或科室	麻醉科	日期	2022 年 6 月 7 日
培训对象	本专业：☑ 一年级学员 ☑ 二年级学员 ☑ 三年级学员				
教学查房名称	双腔支气管插管患者的麻醉管理				
教学目标与要求	低年资住院医师：汇报病史，掌握相关体格检查内容 中高年资住院医师：掌握双腔支气管插管麻醉管理的围手术期管理及相关临床操作技能，学习指导低年级学员，点评、纠正、补充低年级学员的病史检查				
教学重点	1. 了解困难气道的识别和处理 2. 熟悉支气管插管的并发症和防治 3. 掌握支气管插管的方法和注意事项				
教学难点	支气管插管的方法和注意事项				
教学地点	麻醉科示教室及病房				

【病历摘要】

患者，女性，51 岁。

主诉：直肠癌术后约 1 个月，发现肺肿块 1 月余。

现病史：患者自诉 2020 年 3 月因腹部不适于外院被诊断为直肠癌，2020 年 3 月 23 日在全身麻醉下行直肠癌切除术，院外胸部 CT 示右肺肿块。无寒战、高热，无咳嗽、咳痰，无头晕、头痛，无恶心、呕吐等其他不适，现患者为求进一步诊疗遂来我院。门诊拟"肺肿块"收入院。起病以来，患者精神饮食正常，睡眠一般，大小便尚可，体重无明显改变。

既往史：患者既往体健，否认高血压、糖尿病、冠心病、肾病病史。否认肝炎病史。2020 年 3 月 23 日在全身麻醉下行直肠癌切除术，否认外伤及输血史，否认药物、食物过敏史。

体格检查：体温 36.6 ℃，脉搏 102 次 / 分，呼吸 20 次 / 分，血压 122/78 mmHg，双

肺叩诊呈清音，肺下界位于右锁骨中线第6肋间，中侧腋中线第8肋间，中侧肩胛下角第10肋间，肺底移动度为6～8 cm，双肺未闻及明显干、湿性啰音及胸膜摩擦音。右下腹可见一直径约为5 cm的造瘘口，粪袋有软黄便，胸廓未见畸形，呼吸运动双侧正常，双侧语颤正常。

实验室检查：血常规、电解质、肝肾功能正常。

辅助检查：胸部CT显示右肺下叶背段结节，考虑肺癌可能，双肺少许纤维条索灶。心电图：①窦性心律；②ST-T改变。

术前诊断：①右肺下叶腺癌；②直肠癌术后状态。

主要治疗方案：右肺下叶切除术。

【教学查房实施过程】

（一）查房准备阶段（示教室）

1. 教学查房参与成员相互介绍。

2. 介绍教学查房患者的基本信息与教学目标。

3. 宣布本次教学查房过程中的注意事项：①整个教学查房的流程与大致时间分配；②查房中住院医师的角色分配；③参与病例讨论的发言规则；④查房中关注医院感染防护要求、进出病房与站位要求、医患沟通、人文关怀与隐私保护等。

（二）临床信息采集阶段（床旁）

1. 一年级学员脱稿汇报病史，指导老师在听取住院医师汇报的同时，应关注信息的遗漏、错误或矛盾的内容。然后通过补充问诊的方式与患者核实，纠正这些信息，并示范问诊技巧，也为后续的病例讨论做好信息准确性的铺垫。

2. 二年级学员进行体格检查实施与示范：采集病史（询问有无打鼾或睡眠呼吸暂停综合征病史、气道手术史、头颈部放疗史和气管插管史）、体格检查（进行气道评估：患者满口假牙，门齿间距＜3指，甲颏间距＞3指、颏舌间距＞2指，Mallampati分级Ⅱ级，颈部活动不受限）、生化检验检查结果判读。

3. 三年级学员仔细观察体格检查过程，经与手术医师沟通，急查心脏彩超，显示左室射血分数为65%，心内科会诊心电图后意见：老年患者，心电图提示轻度心肌缺血，无明显胸闷、胸痛，活动正常，心功能Ⅰ～Ⅱ级，无明显手术禁忌证。肺功能检查提示轻度通气功能障碍。

4. 床旁查房的收尾：指导老师应对病史汇报、体格检查、系统评估各环节进行扼要的总结，在与患者交流中示范医患沟通、人文关怀、健康宣教及"以患者为中心"的决策技巧。

（三）病例讨论阶段（示教室）

住院医师汇报麻醉前准备及入手术室检查情况：

麻醉前准备包括麻醉药物、麻醉抢救药物、气管插管通气设备、麻醉机和监护仪的准备。麻醉药物包括全身麻醉诱导药物如丙泊酚、依托咪酯、舒芬太尼、瑞芬太尼、罗库溴铵或顺式阿曲库铵等药物，血管活性药物如去甲肾上腺素、去氧肾上腺素、硝酸甘油。抢救药物包括肾上腺素等。插管用具包括喉镜、33# 及 35# 双腔气管导管和纤维支气管镜。准备好动静脉穿刺和监测设备。患者入手术室后核对患者基本信息，常规监测无创血压、血氧饱和度、呼吸、心电图，开放静脉通路。麻醉诱导前行桡动脉穿刺监测有创动脉压。

指导老师补充：麻醉准备比较完善，对于需要行动静脉穿刺的患者可以在穿刺前进行动静脉的超声扫查，观察血管是否存在变异和血管异常的情况，如血栓、斑块等。动脉穿刺前需要进行 Allen's 试验评估动脉侧支循环的情况。

术中监测：有创血压、中心静脉压、心电图、心率、脉搏、血氧饱和度、体温、麻醉深度、动脉血气、尿量、呼气末 CO_2 分压、潮气量、呼吸频率、气道压。

操作重点：双腔支气管插管的使用。

（1）麻醉诱导过程注意事项

该患者行单肺手术，需肺隔离，诱导药物可予常规，成功的单肺通气应该达到如下标准：①双腔气管导管或支气管阻断导管的位置理想；②能达到有效分隔双侧肺的目的；③能保证适当的通气和氧合。尽管单肺通气时由于未通气侧肺存在分流，可能导致低氧血症，并且长时间的肺萎陷会引起一定的肺损伤，但如果双腔气管导管或支气管阻断导管的位置理想，通过提高吸入氧浓度和调整通气方式，多能获得适当的通气和氧合，真正由于分流而不能实施单肺通气的情况所占的比例并不高，临床上单肺通气时出现低氧血症常是导管选择不当或位置不良所致，同时，适当时间内的肺萎陷引起的肺损伤是有限的，并可通过间断张肺减轻长时间肺萎陷引起的肺损伤，所以成功实施单肺通气的关键之一是双腔支气管导管或支气管阻断导管的位置放置和理想位置的维持。

1）双腔支气管导管插管法

正确插管的前提是选择恰当的双腔支气管导管。

①双腔管的正确塑形：两侧腔中线平面呈冠状面，导管支气管部分在冠状平面向左（左侧管）或向右（右侧管）弯曲，主管相当于插管后的口咽位置（约外 1/3 处）略前曲，管芯和导管外壁涂少量石蜡油。塑形的目的是便于插入气管和推进时易于到位。

②左、右侧支气管吸痰管，分别在两吸痰管上做双腔管左、右侧深度标记。

③随着纤维支气管镜和插管镜在麻醉科的应用，其在引导双腔管插管中起独特作用，

使操作在可视下完成，但纤维支气管镜引导插管易损坏镜体，应注意保护。

2）双腔管管端位置判定

①听诊法：听诊法是判定双腔管管端位置首要和必不可少的方法，但其准确率有限，大量的临床实践亦表明听诊法只能判定两肺是否分隔和支气管套囊是否阻塞上叶支气管口，不能排除过浅（部分小套囊在支气管口以外）和过深（导管支气管套囊以下部分超过上叶支气管口近侧缘）两种情况，过浅容易跳管，过深在体位变化和术者牵拉时易出现上叶通气不良，故仅靠听诊法不能判定导管的正确位置。

②吸痰管通畅试验：理论上讲，如果双腔管侧孔正对另一侧支气管口，则吸痰管在该侧导管腔内超过导管深度后会无阻力进入该侧支气管腔，基于此我们在临床上采用吸痰管通畅试验判断导管位置取得良好效果。具体做法：插管时偏深，在保证患者不缺氧的前提下，听插管侧呼吸音，如上肺无呼吸音则缓慢退管至上叶呼吸音清晰，然后以标有对侧双腔管管腔深度标记的吸痰管通过，当吸痰管到达双腔管侧孔位置时再往前，如遇较大阻力则逐渐退双腔管，至吸痰管无阻力往前，表明双腔管侧孔正对另一侧支气管口。此法结合听诊法，使双腔管位置判定的准确率显著提高。但必须注意，吸痰管通过时用力要轻，遇有阻力不可强行通入，且不适用于导管选择太小和插管操作不当引起双腔管扭曲的情况。

③纤维支气管镜定位：纤维支气管镜下定位是最准确的双腔管位置判定方法。一般纤维支气管镜可见隆突平双腔管侧孔远缘与小套囊近缘中间位置，或略可见小套囊（即小套囊近缘距隆突 $0 \sim 5$ mm），双腔管侧孔正对另一侧主支气管口，两侧可见上叶支气管开口。纤维支气管定位时先从双腔管侧腔进入观察通畅情况和隆突与导管的相对位置，并予以调整，再从主腔进入看上叶支气管口证实导管位置正确。定位以后如有体位改变或牵拉明显的情况，应再次定位。

（2）麻醉管理注意事项

术中应严密观察，避免以下并发症：①通气与灌注不匹配引起低氧血症；②导管位置不正确或者出现移位；③气管支气管破裂；④肺动脉流出道堵塞引起心搏骤停。

术中应及时多次吸引以保证气管导管的通畅。

（3）麻醉苏醒注意事项

术毕在充分吸引的前提下及时更换单腔管，是否达到拔管的标准需要考虑以下因素。①麻醉、镇静、镇痛、肌肉松弛药物的残余效应是否完全消除？虽然常规对于肌肉松弛效应消退的临床判定标准已经存在，但即使如此，镇静与镇痛药物残余效应对于呼吸中枢的抑制效应同样可以导致呼吸频率、节律、幅度的改变，而导致拔管后呼吸并发症。因此在拔管前，观察潮气末 CO_2 波形图可以更好地判定镇静、镇痛与肌肉松弛有无影响拔管的综合残余效应，规律的呼吸节律和足够的呼吸频率能够使呼气末 CO_2 分压达到正常范围（$35 \sim 45$ mmHg）才可以拔管。②拔管前应该进行充分的气道吸痰，以及肺复张手法，即在吸气相给予不超过 30 cmH_2O 的压力，加压给氧 $3 \sim 5$ 次，以使在胸廓塌陷状态下不张的肺泡完全开放。③拔管前可能出现氧合指数难以超过 300 mmHg 的状况，应该分析原因加以处置。需要考虑的因素应包括：A.有无通气功能异常？B.有无麻醉及外科相关的肺不张、气胸、血胸及肺血流显著降低等情况？C.心脏是否处于最佳工作状态？有无心动过速存在？有无心肌缺血存在？有无术中导致的急性心肌梗死存在？有无严重心律失常，包括快速心房颤动等状况？有无术中过度输液导致的肺淤血状况？有无严重低血容量或低血红蛋白血症存在？可做诊断与鉴别诊断进行病因分析并处置，难于短时间纠治的严重心脏并发症需要将患者送至 ICU 做进一步诊断与处置。④其他原因。

（4）术后管理注意事项：推荐根据不同类型手术术后预期的疼痛强度实施多模式镇痛方案。①轻度疼痛：对乙酰氨基酚和局部麻醉药物切口浸润；NSAIDs 与前者的联合；区域阻滞加弱阿片类药物或曲马朵，或必要时使用小剂量强阿片类药物静脉注射。②中重度疼痛：对乙酰氨基酚和局部麻醉药物切口浸润；NSAIDs 与前者的联合；外周神经阻滞（单次或持续注射）配合曲马朵或阿片类药物 PCIA；患者自控硬膜外镇痛。

安排住院医师归纳与总结：对于需要进行双腔支气管插管患者的麻醉，主要侧重于术前对于患者的气道评估，选择适合的插管用具，把握拔管指征和拔管后的处理。

麻醉注意要点：双腔支气管导管的准确定位和合理的单肺通气管理是该麻醉方法成功的关键。双腔管型号的正确选择将直接影响通气阻力、分泌物引流和插管成功率。一般男性选用 $37 \sim 39$ Fr、女性选用 $35 \sim 37$ Fr。单肺通气期间应注意对低氧血症的防治。

提问：

①提问一年级学员：Mallampati 气道分级包括什么？

②提问二年级学员：双腔气管插管的并发症包括什么？

③提问三年级学员：为什么左侧双腔导管插管安置到位率较右侧双腔导管明显高？

参考文献

[1] 郭曲练，姚尚龙.临床麻醉学.4版.北京：人民卫生出版社，2016.

[2] 邓小明，姚尚龙，于布为，等.现代麻醉学.4版.北京：人民卫生出版社，2014.

[3] 米勒.米勒麻醉学.邓小明，黄宇光，李文志，译.9版.北京：北京大学医学出版社，2021.

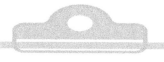

12 控制性低中心静脉压在肝脏切除术中的应用

指导老师	杜晓红	专业基地或科室	麻醉科	日期	2022年9月23日
培训对象	本专业：☑ 一年级学员 ☑ 二年级学员 ☑ 三年级学员				
教学查房名称	控制性低中心静脉压在肝脏切除术中的应用				
教学目标与要求	低年资住院医师：掌握低中心静脉压的适应证和禁忌证，了解低中心静脉压的实施 中高年资住院医师：掌握低中心静脉压的操作实施，处理相关并发症				
教学重点	低中心静脉压在腹腔镜下肝切除术中的应用				
教学难点	根据不同术中突发情况进行控制性低中心静脉压				
教学地点	麻醉科示教室				

【病历摘要】

患者，男性，46岁。

主诉：腹痛伴尿黄半月余。

现病史：患者半个月前无明显诱因出现腹部隐痛，反复发作，伴有尿液偏黄、乏力，无发热，无腹泻、便秘等不适，今特来我院就诊，拟"肝硬化"收入院。患者自发病以来，精神、睡眠一般，食欲差，大便可，小便如上所述，体重未见明显变化。

既往史：患者既往身体一般。否认高血压、糖尿病、冠心病、肾病病史。否认肝炎、结核病史。否认其他疾病史。有胆囊切除手术史，否认外伤史。否认输血史。否认药物、食物过敏史。

体格检查：神志清，精神可，皮肤、巩膜中度黄染，未及皮疹及淤斑，浅表淋巴结未触及肿大，咽无红肿，扁桃体无肿大，心肺听诊未及明显异常，腹平软，无压痛及反跳痛，肾区无叩痛，双下肢无水肿。

主要化验异常结果：血常规（五分类法）：血红蛋白 117 g/L，血小板计数 69×10⁹/L；小生化全套：直接胆红素 10.77 μmol/L，白蛋白 42.42 g/L，天冬氨酸氨基转移酶 40.09 U/L；肿瘤三项（AFP+CEA+CA199）+糖类抗原测定（CA125）：甲胎蛋白 8.2 ng/mL。其余检查无明显特殊。

特殊检查：上腹部 MRI 平扫+增强扫描+注药，检查意见：胰腺饱满，胰周渗出，考虑轻度胰腺炎改变，建议随诊复查。肝右叶肝内胆管多发结石，伴胆管扩张。肝硬化、脾大、门静脉高压、少量腹腔积液；肝门区、腹膜后增大淋巴结。左肾复杂囊肿。

MRI 水成像检查意见：胰腺饱满，胰周渗出，考虑轻度胰腺炎改变，建议随诊复查。肝右叶肝内胆管多发结石，伴胆管扩张。肝硬化、脾大、门静脉高压，少量腹腔积液；肝门区、腹膜后增大淋巴结。左肾复杂囊肿。

心电图、胸部 X 线片未见明显异常。

诊断：①肝内胆管结石；②肝硬化；③门静脉高压。

主要治疗方案：患者诊断明确，手术指征明显，术前相关检查未见明显手术禁忌证，拟行腹腔镜下肝叶切除术+腹腔镜下胆道探查术。

【教学查房实施过程】

（一）查房准备阶段（示教室）

1.教学查房参与成员相互介绍：指导老师，参与学员即一年级、二年级、三年级学员各 2 名。

2.住院医师（副麻）汇报病史，老师介绍教学目标及查房中注意事项，补充应关注该患者曾行胆囊切除术这一手术史，必须明确时间和手术麻醉方式，重点询问用的何种麻醉药物和麻醉方法，麻醉中及麻醉后是否出现特殊情况，有无意外、并发症和后遗症，有无药物过敏史，家庭成员中是否也发生过类似的麻醉严重问题。术中可能存在术野粘连影响手术时长，以及术中出血等情况，需要和外科医生进一步沟通手术步骤和可能出现的风险等，麻醉需要做出相应调整。

（二）临床信息采集阶段（床旁）

住院医师追问详细病史后进行体格检查，测量基本生命体征，判断是否为困难气道，评估心肺功能，交代麻醉手术相关事宜。

（三）病例讨论阶段（示教室）

1.提问一年级学员：中心静脉压有什么具体意义？如何才能准确监测中心静脉压？

答：中心静脉压是上、下腔静脉进入右心房处的压力，可通过置入中心静脉导管直接测量。单纯从 CVP 指标上来看，一般认为 CVP 的正常值为 5～10 cmH$_2$O。CVP 由 4 个部分组成：①右心室充盈压；②静脉内血容量产生的压力（即静脉内壁压）；③静脉收缩压和张力（即静脉外壁压）；④静脉（端）毛细血管压。CVP 受心功能、循环血容量及血管张力 3 个因素的影响。体表定位时，较常用的位置包括仰卧位腋中线第 4 肋间水平或仰卧位胸廓前后径垂直距离上 1/3 水平。加压袋的使用可以通过系统持续输送 3～4 mL 液体，以保持导管尖端通畅并防止远端腔内出现血凝块，加压袋的压力建议设置为 300 mmHg。冲管的液体量应保持超过袋子的 1/4，以防止出现如读数不准确、管路堵塞、空气进入及 CVC 尖端血凝块形成等问题。

2. 提问二年级学员：为什么低中心静脉压可以减少肝脏切除术术中出血量？

答：控制性低中心静脉压可以减少肝切手术中的出血，是基于以下两个方面的认知：第一，肝门阻断后，术中出血主要来源于肝静脉；第二，由于肝静脉没有预防血液倒流的静脉瓣，肝静脉压力理论上等于下腔静脉压力，即中心静脉压。较低水平的 CVP 可降低肝静脉系统的压力，有利于肝静脉血的顺畅回流，肝静脉出血点的压力较低，出血量较少，有利于手术中对肝静脉的分离和操作。

3. 提问三年级学员：术中用药和监测需要注意什么？

除了常规基本生命体征监测，患者入手术室后还应监测体温、观察尿量以评估肾功能。准备好麻醉深度监测，由于麻醉药物大多经过肝肾代谢，患者肝功能受损，进行麻醉深度监测有利于指导合理麻醉用药。由于腹腔镜手术需要人工气腹，对胸腔内压会造成一定影响，所以还需监测呼吸动力学相关指标。手术需要做一些有创操作，如中心静脉置管、桡动脉穿刺置管等。

药物选择：选择对肝脏直接毒性和血流影响较小的药物。常规诱导药物有咪达唑仑、顺式阿曲库铵、舒芬太尼、依托咪酯。

监测指标：有创血压、中心静脉压、心率、脉搏、血氧饱和度、麻醉深度、体温、尿量、血糖、电解质、潮气量、呼吸频率、气道阻力。

血流动力学要求：维持血流动力学的稳定。保证满足插管所需的麻醉深度，避免因插管刺激引起血压、心率的巨大波动。

4. 提问三年级学员：目前有哪些进行控制性低中心静脉压的方法及麻醉要求？

目前临床上的方法多为麻醉药物与降压药物的联合应用、液体控制、患者体位的变换，采取硬膜外＋全身麻醉及几种方法的联合应用等，达到控制性低中心静脉压。

药物使用：为保证达到低中心静脉压的手术需要，术中可以静脉滴注硝酸甘油（或硝普钠）扩张血管来进行降压，同时为了维持组织器官的灌注，需静脉滴注小剂量多巴胺或去甲肾上腺素来保证血流动力学的稳定。

体位变化（头低 15°，Trendelenburg 体位）：垂头仰卧位可以增加下腔静脉血回流，保持血流动力学稳定，同时还能增加肾小球滤过率，保护肾功能。

硬膜外麻醉：硬膜外麻醉不会改变全身血容量，但能促进血液的重新分配，降低静脉回流和门静脉压力，有助于肝脏充血和手术失血。单纯硬膜外麻醉不能满足手术需求，一般和全身麻醉联用，需要注意血压下降这一问题。必要时给予小剂量血管活性药物维持血流动力学稳定。

麻醉要求：维持一定的麻醉深度，保持 BIS 在 40 ～ 60。维持血流动力学稳定，使 CVP 降至适宜范围（＜ 5 mmH$_2$O）却不影响动脉血压、不发生低动脉血压、不影响关键脏器灌注。防止低体温。纠正凝血功能障碍。调节水电解质平衡，保障机体内环境稳定。出血量较大时，使用自体血回收进行血液保护。

血流动力学要求：维持血流动力学的稳定。尽可能维持有效的肝血流以保持较好的肝氧供耗比，保护支持肝脏的代谢。

呼吸调节血流动力学要求：腹腔镜下肝切除术由于头低脚高位和 CO$_2$ 气腹，会导致呼吸循环的一系列改变。超过 10 mmHg 的气腹压将引起明显的血流动力学改变，其特点是心排血量减少、动脉压升高及体、肺循环阻力增加。CO$_2$ 气腹会导致呼吸系统并发症如高碳酸血症、高气道压、V/Q 比值失调、皮下气肿、气栓等。术中应通过调整机械通气的呼吸参数使患者的 PaCO$_2$ 维持在正常水平以减少对呼吸循环的影响。

5. 指导老师补充：腹腔镜肝脏切除术麻醉管理分为两个阶段，第一阶段：诱导后到肝实质横断分离完成；第二阶段：肝实质横断后到创面止血完成时。相应管理要根据手术进程进行调整。

实现控制性低中心静脉压的主要措施是限制循环血容量和扩大血管容积，获得控制性低中心静脉压的同时，会伴随动脉血压降低。理论上讲，控制性低中心静脉压的风险至少包括以下 3 个方面。①心、肺、肾、肠道等重要器官会不可避免地处于不同程度的低灌注状态，如果这种状态持续时间过长，则必然会发生组织器官损伤，影响术后恢复。②在腹腔镜下肝大部切除术中，腹腔压力通常设定为 14 cmH$_2$O，当肝静脉的裂口较大时，腹腔内的气体容易随着压力差进入下腔静脉，导致气体静脉栓塞。③在控制性低中心静脉压状态下，循环血容量处于较低水平，对术中突发大出血的耐受性较差，潜在风险较大。

控制性低中心静脉压禁忌证如下。①器质性疾病：严重心脏病、动脉硬化、严重高血压、脑血管病变、严重肝肾功能损害及中枢神经系统退行性病变的患者。②全身情况：显著贫血、休克、低血容量或呼吸功能不全的患者。③技术方面：麻醉医生不熟悉控制性降压理论和技术。

容量控制：低中心静脉压的核心措施就是严格的液体限制。液体控制包括两个阶段，第一阶段：诱导后到肝实质横断分离完成；第二阶段：肝实质横断后到创面止血完成时。第一阶段输入维持静脉灌注的最小液体量，速度为 $1 \sim 3$ mL/（kg·h），当 SBP ＜ 90 mmHg，尿量＜ 25 mL/h 时，以 $200 \sim 300$ mL 液体冲击输注，如果出现大出血（＞ 25%）可输血制品。第二阶段肝叶切除和止血完成，确保其他部位没有出血的前提下进行容量复苏。适当晶体液＋胶体液维持正常血流动力学。

肝脏大部分位于右季肋区及上腹部，深藏于肋弓及膈肌穹隆内，手术需要充分暴露肝门，因此麻醉需要充足的镇痛和满意的肌肉松弛。麻醉维持可以选择静吸复合麻醉，静脉泵注丙泊酚、瑞芬太尼、顺式阿曲库铵维持镇静、镇痛和肌肉松弛，七氟烷、地氟烷吸入。

6. 总结

住院医师归纳与总结：实施控制性低中心静脉压的技术方法有很多，包括液体输注、体外方法、给药、麻醉方式的选择等。过程需要把控风险，保证患者安全。

指导老师补充注意要点：控制性低中心静脉压的目标值应基于患者的一般情况、重要器官对低灌注的耐受程度、病变的切除难度、手术医生和麻醉医生的经验，以及术中情况做个体化和动态化考量，一旦出现大出血等影响患者生命体征平稳的意外情况必须立刻停止，保证患者生命安全是第一位。实现控制性低中心静脉压的措施是多样的，宜综合应用，兼顾其有效预防出血、重要脏器的低灌注及空气静脉栓塞等相关并发症之间的利弊平衡。

最后指导老师提问：控制性低中心静脉压技术可能出现的不良反应及处理，学生查房结束后查资料并整理以加深理解。

参考文献

[1] 米勒. 米勒麻醉学. 邓小明，黄宇光，李文志，译.9 版. 北京：北京大学医学出版社，2021.

13

癫痫病灶切除术——术中唤醒麻醉教学查房

指导老师	邓伟	专业基地或科室	麻醉科	日期	2022 年 8 月 12 日
培训对象	本专业：☑ 一年级学员 ☑ 二年级学员 ☑ 三年级学员				
教学查房名称	癫痫病灶切除术——术中唤醒麻醉教学查房				
教学目标与要求	低年资住院医师：掌握癫痫病灶切除术——术中唤醒麻醉的术前访视、术前谈话和术前准备 中高年资住院医师：掌握癫痫病灶切除术——术中唤醒麻醉的围手术期管理，决定麻醉方案				
教学重点	1. 术中唤醒麻醉的术前谈话、评估和访视 2. 头皮神经阻滞 3. 术中唤醒麻醉的术中管理 4. 术中唤醒麻醉的并发症防治 5. 术中唤醒麻醉的术后镇痛和管理				
教学难点	术中唤醒麻醉的术中管理；术中唤醒麻醉的并发症防治				
教学地点	神经外科病房和麻醉科示教室				

【病历摘要】

患者，男性，27 岁，70 kg，175 cm。

主诉：反复意识消失、四肢抽搐 17 年。

现病史：癫痫发作频率为每个月 1 ～ 3 次，每次发作持续 10 秒左右。

既往史：无特殊。

体格检查：神志清，精神可，无发热，最近无癫痫发作。听诊双肺呼吸音清，未闻及干、湿性啰音，心律齐，未闻及杂音。头颈部无异常，气管居中。ASA Ⅱ级，心功能 Ⅰ级，张口度 6 cm，无松动牙齿，甲颏距离 3 横指，Mallampati Ⅰ级。

辅助检查：颅脑 CT 示功能区皮层下白质内占位性病变。病灶直径约 1.5 cm，病灶中心距皮层表面的距离约 2.8 cm，病灶周围有不规则水肿带。脑电图示左侧额、中央及前颞区有局限性高波幅δ、θ波及尖慢、棘慢综合波反复发作；印象：成人发作间期局限性异常脑电图。胸部 X 线片、心电图、肝肾功能、凝血功能、电解质、血常规无明显异常。

诊断：药物难治性癫痫。

治疗：拟在全身麻醉＋术中唤醒下行癫痫病灶切除术。

【教学查房实施过程】

（一）查房准备阶段（示教室）

1. 教学查房成员互相介绍。

2. 通过一个临床麻醉情景案例"男性，27 岁，70 kg。反复意识消失、四肢抽搐 17 年。诊断为药物难治性癫痫，拟在全身麻醉＋术中唤醒下行癫痫病灶切除术"，来导出本次查房所涉及的内容，激发学生兴趣，促使学生思考术前访视和术前评估的流程及内容，接下来告知本次查房所要求的重点和难点内容。同时，给每位学员发放知情同意书、ASA 分级标准及评估流程表。

（二）临床信息采集阶段（床旁）

1. 神经外科病房

（1）今天查房主要包括采集病史、体格检查、沟通手术麻醉风险并指导患者签署知情同意书，由一年级学员主导，二、三年级学员补充，全程 0.5 小时完成，为患者查体后必须按照规定洗手，注意手卫生。

（2）一年级学员告知患者手术及麻醉的重要性和必要性，建立医患双方的信任和配合。嘱咐患者简单了解手术当日的过程，练习并适应手术体位以缓解术中不适感觉。术前戒烟 1 周，禁食、禁饮 8 小时，了解近期抗癫痫药物服用情况等。

（3）二年级学员告知患者术中苏醒时患者处于侧卧位，喉咽部置入喉罩，尿道置入尿管，会有明显的异物和刺激感，术中待患者本人清醒后即拔出喉罩，嘱患者术中保持固定体位，避免体动。术前访视结束后，向指导老师汇报病史。

2. 手术室

（1）患者入手术室后，一年级学员与患者交流后给患者连接心电监护仪，记录入手术室后的血氧饱和度、血压和心率，向指导老师汇报患者的病史和生命体征。

（2）二年级学员做麻醉术前准备

1）麻醉和手术前准备：入手术室后监测心电图、无创血压、脉搏血氧饱和度。开放颈内静脉输液通道，行桡动脉穿刺监测有创血压，并行血气分析。

2）麻醉前用药：抗胆碱能药物，盐酸戊乙奎醚 0.5 mg；抗呕吐药物，昂丹司琼 4 mg、地塞米松 5 mg 等。

（3）三年级学员在老师指导下行围手术期麻醉管理

麻醉诱导：舒芬太尼 10 μg＋丙泊酚 80 mg。机械通气 3 分钟后置入 4 号喉罩。予丙泊酚［3 ～ 6 mg（kg·h）］和瑞芬太尼［0.1 ～ 0.15 μg（kg·min）］泵注，维持 BIS 在 40 ～ 60。喉罩置入成功后，患者取右侧卧位，按以上方法完成左侧枕大和枕小神经阻滞、耳颞神经阻滞、眶上神经阻滞、滑车上神经阻滞（每个阻滞点予 0.5% 罗哌卡因 2.5 mL），上三钉头架前，予 0.5% 罗哌卡因在拟行钉道口中心行局部麻醉浸润（共 3 个钉道口，每个阻滞点注射 0.5% 罗哌卡因 2.5 mL）。术中监测膀胱温度，液体加温，加温毯保温，保证患者在手术室和恢复室体温正常。神经电生理监测，3D 导航定位，取左额颞切口，予 0.375% 罗哌卡因 20 mL 行切口浸润麻醉。切开硬脑膜前予含 2% 利多卡因的脑棉片在硬脑膜表面贴敷 10 分钟。总计使用罗哌卡因 175 mg，对于体重 ≥ 50 kg 的成年患者，罗哌卡因总量小于 200 mg 是安全的剂量。

3D 导航再次确认位置，予术中麻醉唤醒。动脉血气分析：pH 7.37，PaO_2 361 mmHg，$PaCO_2$ 38 mmHg，BE 1.5 mmol/L，Lac 0.5 mmol/L，SaO_2 100%，K^+ 3.9 mmol/L。唤醒前 10 分钟停用瑞芬太尼，随后停用丙泊酚，吸引口腔分泌物，培养患者自主呼吸，准备唤醒。当患者自主呼吸逐渐恢复后拔出喉管，BIS ＞ 70 时开始呼唤患者，根据唤醒麻醉分级程度，以 BIS ＞ 80 及患者正确应答指令性言语和动作作为唤醒成功的标准。拔出喉罩时确认患者清醒，术中嘱患者连续计数、唱歌或背诗歌，仍采用皮质电刺激，当患者出现计数中断、语言延迟、命名错误及语序中断，即可判定出相应的语言中枢，并予以标记。在清醒状态下切除病灶后界，并确认患者言语及运动功能无损，切除病灶后界后再予以全身麻醉，重新在侧卧位下予麻醉诱导后置入喉罩行机械通气，再完全切除病灶。手术结束后，停止输注一切麻醉药物，充分吸引口腔分泌物，待患者清醒后拔出喉罩，患者可说话和按指令运动，四肢运动和感觉正常，观察 5 分钟后无异常送回病房。术后第 1 天随访无特殊。

（三）病例讨论阶段（示教室）

1. 指导老师提问

（1）术中唤醒期间，患者躁动如何处理？

原因：镇痛不全，定向力恢复不良，催醒不当，纳洛酮、氟马西尼、多沙普仑使用不当，缺氧和 CO_2 蓄积，尿潴留与尿管刺激。其他因素：麻醉初期知晓、束缚制动、血流动力学异常、药物的神经精神作用等。预防和处理：术前做好解释工作，消除焦虑和恐惧。

消除不良刺激，包括唤醒期镇痛完善。术中维持血流动力学平稳，避免知晓，避免缺氧、CO_2潴留等。避免使用拮抗剂，尤其是麻醉镇痛药物的拮抗剂、多沙普仑等。另外，避免强制制动。

（2）术中唤醒期间，患者呼吸抑制如何处理？

原因：舌后坠、麻醉药物的作用、术前患者本身有呼吸功能障碍或合并睡眠呼吸暂停综合征。预防和处理：麻醉前访视评估，加强呼吸监测。呼气末CO_2分压过高和呼吸抑制发生后及时进行辅助或控制呼吸，并针对原因进行处理。

（3）术中唤醒期间，患者癫痫发作如何处理？

原因：术前有癫痫，皮层功能区定位时可诱发癫痫的大发作与局限性发作，个别病例可出现癫痫的持续状态或连续性癫痫发作。预防和处理：麻醉前访视了解患者是否规律服用抗癫痫药物。术中癫痫的处理：为了预防癫痫的出现，麻醉后常规静脉推注丙戊酸钠0.4 g，再将0.4 g丙戊酸钠加入50 mL生理盐水中静脉泵入。若在电刺激过程中出现癫痫发作，立即停止刺激，用冰盐水棉片贴敷脑皮质，癫痫发作大多数能得到控制。

（4）术中患者恶心和呕吐，如何处理？

诱发因素：年龄、性别、焦虑等；使用喉罩或带套囊口咽通气道引起胃腔扩张；术中使用具有催吐作用的药物，如阿片类药物。预防和处理：减少各种术前、术中引起呕吐的因素。使用喉罩或带套囊口咽通气道避免胃腔扩张，麻醉中采取头侧位使分泌物或反流物便于吸除。术前预防性使用抗呕吐药物（昂丹司琼＋地塞米松），小剂量（20～30 mg）丙泊酚可有效控制呕吐发生。

（5）术中高血压与心动过速如何处理？

原因：麻醉变浅，意识恢复、疼痛刺激，CO_2蓄积和缺氧，颅内压（intracranial pressure，ICP）升高。预防和处理：麻醉唤醒期适宜的镇静水平，避免患者焦虑紧张。麻醉唤醒期适宜的镇痛水平，避免疼痛刺激。保持呼吸道通畅，避免镇痛药物和全身麻醉药物抑制呼吸。

（6）手术过程中，脑膨出如何处理？

部分患者唤醒时会因恐惧而不自主憋气、轻度躁动、轻微呛咳等导致脑膨出，经静脉滴注甘露醇、过度换气后可缓解；出现脑膨出时不急于刺激皮质、切除病灶，待充分减压后行下一步操作，一定程度上也提高了手术的安全性和成功率。

2.指导老师总结

术中唤醒麻醉主要包括局部麻醉联合镇静和真正的术中唤醒全身麻醉技术。在唤醒状态下最大限度地切除脑功能区的肿瘤及非肿瘤性病灶是当前国内外神经外科领域的热点。

术中唤醒下大脑皮质的直接电刺激也成为定位脑功能区的重要手段。随着现代医学由生物医学向生物—心理—社会医学模式的转变，术后患者功能的保留和恢复成为临床工作的重要目标。通过运用术中唤醒麻醉、术中导航、术中电生理监测、术中荧光等技术，最大限度地安全切除颅内病变、保留患者的功能。

采用术中唤醒麻醉技术，还能显著减轻术者的心理压力，尤其是在切除功能区及功能区附近的巨大肿瘤或重要功能区的肿瘤时。唤醒麻醉下操作，便于及时发现患者可能出现的功能障碍，术者可即刻中止手术、及时与患者家属沟通并征询家属意见，不仅能减轻术者术中独自做决定的心理压力，还能在一定程度上尊重患者及家属的知情同意权。

术中麻醉唤醒通过对麻醉药物的合理搭配，不仅达到充分镇痛的目的，同时在唤醒时还能够使患者意识不受影响，能够进行正常交流。在术中唤醒后，患者根据医生的指示做一些动作，当患者出现计数中断、语言延迟、命名错误及语序中断，即可判定出相应的语言和运动中枢，这样做是为了确保患者大脑的运动中枢和语言中枢没有受到损伤。术中唤醒麻醉的适应证：脑功能区肿瘤（语言、运动中枢）；癫痫外科：皮层脑电描记与定位；传导束定位及功能判断；难治性中枢性疼痛的手术治疗。禁忌证：术前严重颅内高压，已有脑疝者；术前有意识、认知功能障碍者；术前沟通交流障碍，有严重失语者；术前未严格禁食、禁饮者；对手术极度焦虑、恐惧，手术期间难以合作者；术前合并呼吸系统疾病和长期大量吸烟者；病理性肥胖合并有阻塞性睡眠呼吸暂停综合征者；手术需要俯卧位者；无经验的外科医师和麻醉医师。术中需要监测项目：心电图、血氧饱和度、动脉血压、呼吸频率及潮气量、呼气末 CO_2 分压监测、动脉血气分析及 BIS。

参考文献

[1] 鲁明，周辉，邓星海，等.术中唤醒麻醉下切除颅内病变的临床观察（附200例报告）.中华神经外科杂志，2017，33（3）：275-279.

[2] ESEONU C I，REFAEY K，GARCIA O，et al. Awake craniotomy Anesthesia：a comparison of the monitored anesthesia care and asleep-awake-asleep techniques. World Neurosurg，2017，104：679-686.

[3] SUERO M E，SCHIPMANN S，MUELLER I，et al. Conscious sedation with dexmedetomidine compared with asleep-awake-asleep craniotomies in glioma surgery：an analysis of 180 patients. J Neurosurg，2018，129（5）：1223-1230.

[4] STEVANOVIC A，ROSSAINT R，VELDEMAN M，et al. Anaesthesia management for awake craniotomy：systematic review and meta-analysis. PLoS One，2016，11（5）：e0156448.

[5] DUFFAU H. The reliability of asleep-awake-asleep protocol for intraoperative functional mapping and cognitive monitoring in glioma surgery. Acta Neurochir（Wien）, 2013, 155（10）: 1803-1804.

[6] ESEONU C I, RINCON-TORROELLA J, REFAEY K, et al. Awake craniotomy vs craniotomy under general anesthesia for perirolandic gliomas: evaluating perioperative complications and extent of resection. Neurosurgery, 2017, 81（3）: 481-489.

[7] SEEMANN M, ZECH N, GRAF B, et al. [Anesthesiological management of awake craniotomy: Asleep-awake-asleep technique or without sedation]. Anaesthesist, 2015, 64（2）: 128-136.

[8] LOBO F A, WAGEMAKERS M, ABSALOM A R. Anaesthesia for awake craniotomy. Br J Anaesth, 2016, 116（6）: 740-744.

[9] MENG L, BERGER M S, GELB A W. The Potential benefits of awake craniotomy for brain tumor resection: an anesthesiologist's perspective. J Neurosurg Anesthesiol, 2015, 27（4）: 310-317.

14
支气管哮喘患者的手术麻醉

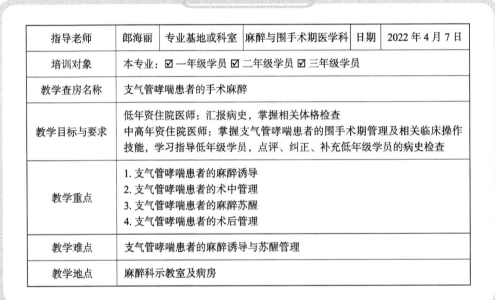

指导老师	郎海丽	专业基地或科室	麻醉与围手术期医学科	日期	2022 年 4 月 7 日
培训对象	本专业：☑ 一年级学员 ☑ 二年级学员 ☑ 三年级学员				
教学查房名称	支气管哮喘患者的手术麻醉				
教学目标与要求	低年资住院医师：汇报病史，掌握相关体格检查 中高年资住院医师：掌握支气管哮喘患者的围手术期管理及相关临床操作技能，学习指导低年级学员，点评、纠正、补充低年级学员的病史检查				
教学重点	1. 支气管哮喘患者的麻醉诱导 2. 支气管哮喘患者的术中管理 3. 支气管哮喘患者的麻醉苏醒 4. 支气管哮喘患者的术后管理				
教学难点	支气管哮喘患者的麻醉诱导与苏醒管理				
教学地点	麻醉科示教室及病房				

【病历摘要】

患者，男性，24 岁，84 kg，175 cm。

主诉：鼻塞、流涕 2 年。

现病史：患者自诉 2 年前无明显诱因出现鼻塞、流涕，鼻塞主要为持续性，偶尔鼻塞症状可有明显缓解，鼻涕主要为黄脓涕，量一般，偶伴有异味，鼻塞加重时可伴头痛及嗅觉减退，无头晕，无鼻痒、喷嚏，无耳鸣、耳闷及听力下降，无眼胀痛、溢泪，无视力下降及眼球运动障碍，无面部麻木，无鼻出血及涕中带血等不适，未行任何治疗，今来我院求治，门诊拟"鼻息肉、慢性鼻窦炎"收入院。患者自起病以来，精神状况好，睡眠、饮食正常，大小便正常，体重未见明显变化。

既往史：患者既往身体一般。否认高血压、糖尿病、冠心病、肾病病史。否认肝炎、结核病史。有阿司匹林不耐受性哮喘病史 7 年余，平素使用硫酸沙丁胺醇吸入气雾剂。2011 年行鼻息肉切除手术。否认外伤及输血史。对解热镇痛药物过敏。

体格检查：神志清，精神可，心律齐。外鼻无畸形，皮肤无破损，鼻前庭皮肤完整，鼻毛无脱落，双侧鼻腔通畅，黏膜稍水肿，鼻中隔左偏，双侧中、下鼻甲无肥大，右侧中鼻道可见荔枝肉样新生物及少许脓性分泌物，左侧中鼻道及嗅裂区未窥及，各鼻窦区无压痛。双肺呼吸音清，双下肢无水肿。

实验室检查：血常规（五分类法）：血红蛋白 134 g/L，血小板计数 191×10^9/L，白细胞计数 3.38×10^9/L；生化检查：白蛋白 43.6 g/L，谷草转氨酶 28.74 U/L，直接胆红素 2.54 μmol/L，肌酐 78.82 μmol/L，胱抑素 C 1.95 mg/L，葡萄糖 5.48 mmol/L；凝血检查：PT 10.2 秒，APTT 26.10 秒，凝血酶原活动度 102.1%。

辅助检查：心电图：①窦性心律；②大致正常心电图。胸部 X 线正位片：心、肺、膈未见明确异常。肺功能检查：肺活量在正常范围内，最大通气量不减退，1 秒量正常，1 秒率正常，流速 – 容量曲线 PEF 正常，余峰值降低。

诊断：①鼻息肉；②慢性鼻窦炎；③哮喘。

主要治疗方案：患者诊断明确，手术指征明显，术前相关检查未见明显手术禁忌证，拟全身麻醉下行鼻内镜下鼻窦开窗术。

【教学查房实施过程】

（一）查房准备阶段（示教室）

1. 教学查房参与成员相互介绍。

2. 介绍教学查房患者的基本信息与教学目标。

3. 宣布本次教学查房过程中的注意事项：①整个教学查房的流程与大致时间分配；②查房中住院医师的角色分配；③参与病例讨论的发言规则；④查房中关注医院感染防护要求、进出病房与站位要求、医患沟通、人文关怀与隐私保护等。

（二）临床信息采集阶段（床旁）

1. 一年级学员脱稿汇报病史，指导老师在听取住院医师汇报的同时，应关注信息的遗漏、错误或矛盾的内容。然后通过补充问诊的方式与患者核实，纠正这些信息，并示范问诊技巧，也为后续的病例讨论做好信息准确性的铺垫。

2. 二年级学员体格检查实施与示范：采集病史（询问支气管哮喘的疾病史和用药情况、2011 年全身麻醉手术气管插管史等）、体格检查（该患者拟在全身麻醉气管插管下行鼻内镜下鼻窦开窗术，对于支气管哮喘的患者，插管和拔管时发生支气管痉挛的概率很大，对气道应做精确的重点检查，包括张口度、颈椎活动度、颞颌关节功能、改良 Mallampati 分级和牙齿情况，尽可能识别出可能存在困难气道的患者，以降低发生紧急困难气道的风险。应仔细检查病损牙和义齿的情况，有无脱落被误吸的风险，做好记录。松动牙或义齿在麻醉前应摘下）。患者既往阿司匹林不耐受性哮喘病史 7 年余，应了解以下几点。①哮喘发作史：过敏原、频率、症状、体征、最近一次发作时间；②哮喘用药：品种、时间、是否用激素；③近期有无上呼吸道感染（围手术期支气管痉挛的主要危险因素）；④既往有无麻醉史、药物过敏史；⑤查体：双肺听诊；⑥检查：胸部 X 线片、肺功能、血气分析；查阅是否完善动脉血气分析，若没有，在术前访视时可进行呼吸功能的简易测定，主要方法有屏气试验、吹蜡烛试验、吹火柴试验等。

3. 三年级学员应仔细观察体格检查过程，注意有无步骤遗漏或手法错误等。体格检查完成后，实施操作的住院医师汇报体格检查的发现。指导老师可亲自示范有遗漏或手法错误的体格检查环节，并强调住院医师仔细观察。

4. 床旁查房的收尾：指导老师应对病史汇报与体格检查环节进行扼要的总结，在与患者的交流中示范医患沟通、人文关怀、健康宣教及"以患者为中心"的决策技巧。应告知患者围手术期诱发支气管哮喘的风险、术后拔管延迟、呼吸机辅助通气的可能。患者平素使用硫酸沙丁胺醇吸入气雾剂，全身麻醉前 1～2 小时应继续使用。

（三）病例讨论阶段（示教室）

1. 对床旁查房过程进行总结：指导老师对病史汇报、问诊与查体过程进行点评与反馈。该患者既往有阿司匹林不耐受性哮喘病史 7 年余，平素使用硫酸沙丁胺醇吸入气雾剂。2011 年行鼻息肉切除手术。对解热镇痛药物过敏。患者平素使用硫酸沙丁胺醇吸入气雾剂，全身麻醉前 1～2 小时应继续使用，但需明确单独使用沙丁胺醇气雾剂可改善肺功能，但不能减少气管插管诱发支气管痉挛的发生概率；与激素联用，才可最大限度减少气道痉挛的发生概率。患者对解热镇痛药物过敏，围手术期应禁止使用 NSAIDs 药物。

2. 三年级学员对病例特点进行归纳与总结

该患者既往有阿司匹林不耐受性哮喘病史 7 年余，平素使用硫酸沙丁胺醇吸入气雾剂。2011 年行鼻息肉切除手术。对解热镇痛药物过敏。该患者的麻醉处理应将预防哮喘发作放在首位。术前需了解患者的哮喘控制情况，包括以下几点：①如 2 年内无支气管痉挛症状或症状缓解，可不服用抗哮喘药物；②哮喘处于活动期，2 年内间断或长期使用抗哮喘药物，但术前检查没有听到肺哮鸣音，择期手术应根据季节性过敏原的散播安排最合适的手术时机，如果发生上呼吸道感染，手术应延期 4～6 周；③患者有哮喘症状，择期手术应延期。

该患者哮喘处于活动期，详细了解哮喘发作史和哮喘用药情况，患者平素使用硫酸沙丁胺醇吸入气雾剂，全身麻醉前 1 ～ 2 小时应继续使用，且术中应备好抢救药物，术中严密监测，术毕避免诱发支气管痉挛。

3. 分析与解读辅助检查结果，并讨论提出麻醉前准备及麻醉术中、术后管理注意事项

麻醉要求：维持血流动力学稳定，达到足够的麻醉深度，避免机械性刺激诱发哮喘，尽量避免组胺释放的药物，避免使用诱发支气管哮喘的 NSAIDs 药物。

要避免以下诱发支气管痉挛的常见诱因。

（1）气道刺激：特别是导管位置偏深，刺激气管隆嵴部的胆碱能受体，诱发神经纤维释放乙酰胆碱，是支气管痉挛的重要诱发因素。

（2）麻醉偏浅，不能有效抑制各类刺激引起的神经体液反射；浅麻醉下气管插管、拔管、吸痰也易诱发痉挛的发作。

（3）分泌物等对气道的刺激。

（4）手术刺激，特别是迷走神经分布较密集区域的手术，可引起反射性气道痉挛，胸部和腹部手术高于其他部位。

（5）椎管内麻醉平面过广，迷走张力升高。

（6）药物因素：①硫喷妥钠可抑制交感神经，兴奋副交感神经；②吗啡、盐酸哌替啶促进组胺释放；③琥珀胆碱促进组胺释放；④阿曲库铵明显促进组胺释放；⑤美维库铵促进组胺、白三烯释放；⑥新斯的明导致气道收缩；⑦低分子右旋糖酐激惹肥大细胞释放组胺。

4. 讨论并制定具体的麻醉实施方案

（1）全身麻醉诱导原则：全身麻醉尤其是诱导期支气管痉挛发生率高，在气管插管全身麻醉术中，支气管痉挛发生率为 8% ～ 10%，而非插管全身麻醉的发生率为 2%，与局部麻醉手术哮喘发生率相同。全身麻醉诱导应做到以下几点：①诱导平稳，达到足够深度；②抑制气道反射；③避免机械性刺激诱发哮喘；④尽量避免使用可促进组胺释放的药物。

（2）药物选择：诱导时选择对循环系统影响较小的药物，但又要达到足够的麻醉深度，以避免气管插管刺激诱发哮喘。同时避免机械性刺激诱发哮喘，尽量避免使用可促进组胺释放的药物。诱导药物选择咪达唑仑、丙泊酚、顺式阿曲库铵和舒芬太尼。

（3）监测指标：血压、心率、脉搏、血氧饱和度、体温、呼气末 CO_2 分压、潮气量、呼吸频率、气道阻力。

（4）血流动力学要求：维持血流动力学的稳定。保证满足插管所需的麻醉深度，避免

因气管插管刺激引起支气管哮喘。

（5）麻醉管理注意事项

1）丙泊酚有确切的气道保护作用，1～2 mg/kg可舒张气管平滑肌，主要通过抑制迷走神经间接舒张气管平滑肌；高浓度具有直接舒张气管平滑肌的作用；动物实验表明其可缓解抗原诱发哮喘大鼠的气道痉挛，还可减少气道渗出，丙泊酚作用确切、可靠，起效迅速，可反复给药，抑制反射性支气管痉挛，也可用于拔管期间气道痉挛的预防与处理。

2）硫喷妥钠：促进组胺释放，可能诱发支气管痉挛，不适用于支气管哮喘患者。

3）依托咪酯：抑制气道反射的作用较弱，不能避免喉镜置入及气管插管刺激引起的支气管痉挛，可能更适合循环功能不稳定的患者。

4）氯胺酮：临床相关剂量的氯胺酮具有明显气道保护作用，可显著抑制气道反应性和气道炎症，舒张各种刺激因素诱发的气道平滑肌收缩。

5）琥珀胆碱：促进组胺释放，不适用于支气管哮喘患者。

6）阿曲库铵：促进组胺释放，不适用于支气管哮喘患者。

7）顺式阿曲库铵：临床用药剂量无促进组胺释放作用，患者无明显血流动力学改变。

8）吗啡：抑制小支气管纤毛活动；促进组胺释放，使支气管收缩。

9）芬太尼：肌强直作用，使呼吸阻力增加，无促进组胺释放作用，但胸壁僵直可减少肺的顺应性。

10）瑞芬太尼：无促进组胺释放作用。

11）舒芬太尼：无促进组胺释放作用。

12）吸入麻醉药：直接作用于气道，临床使用浓度范围就有直接扩张气道平滑肌的作用。

13）利多卡因：静脉注射可预防支气管痉挛，其机制是直接作用于气道平滑肌，降低其对乙酰胆碱的反应性。诱导前，1～1.5 mg/kg，静脉注射，拔管前同样应用。

14）阿托品、盐酸戊乙奎醚：抗胆碱，可阻断节后迷走神经通路，降低迷走神经兴奋性而起舒张支气管作用，并可减少痰液分泌。

因此，本例哮喘患者手术开始前追加舒芬太尼，麻醉维持选择静吸复合麻醉，七氟烷吸入，静脉泵注丙泊酚、瑞芬太尼、顺式阿曲库铵维持镇静、镇痛和肌肉松弛。

（6）肺功能保护：机械通气实施低潮气量＋适当呼气末正压（5～8 cmH$_2$O）策略；吸入氧浓度尽量不超过80%，以防止吸收性肺不张，吸呼比例为1：（2.0～2.5）。

（7）麻醉苏醒注意事项

1）苯二氮䓬类药物的拮抗：目前氟马西尼仍然是拮抗苯二氮䓬类药物最有效的药物，

但不应常规使用，此类哮喘患者可考虑在保证气道通畅、深度麻醉下拔除气管导管。

2）阿片类药物的拮抗：阿片类药物拮抗剂（纳洛酮）不建议使用，因麻醉减浅后易诱发支气管痉挛。

3）肌肉松弛药物的拮抗：新斯的明是抗胆碱酯酶，可诱发支气管痉挛，增加呼吸道分泌物，禁用于哮喘患者。

（8）与恢复室交班关注重点

1）患者的姓名、年龄、术前哮喘病史、麻醉方式及麻醉中情况、手术方法及手术中的意外情况等。

2）麻醉期间所用的药物，包括麻醉前抗生素用药、麻醉诱导和维持用药等。

3）麻醉与手术中生命体征（血压、心电图、脉搏血氧饱和度、呼吸、尿量和体温等）情况，有无险情或重大病情变化，如困难气道、哮喘发作等异常情况。

4）何时接受过治疗？效果如何？

5）手术中液体平衡情况，包括输液量和种类、尿量、出血量等。

6）各种导管情况，如外周静脉穿刺导管、气管导管、鼻腔止血填塞物等。

7）估计手术麻醉后可能发生的并发症及其他有必要交接的内容。

5. 指导老师对教学查房整个过程进行总结，提出课后学习问题并提供学习参考资料

阿司匹林哮喘是指部分患者在服用阿司匹林或其他 NSAIDs 后数分钟至数小时内会导致哮喘的发作，病情多较为严重，这种以阿司匹林为代表的解热镇痛抗炎药物的不耐受现象称为阿司匹林哮喘，也叫阿司匹林不耐受性哮喘。哮喘患者的麻醉处理应将预防哮喘发作放在首位，应充分重视并做认真细致的术前准备，避免有可能诱发支气管痉挛的因素，合理选择麻醉方式及麻醉药物，维持适宜的麻醉深度，合理掌握拔管时机，及时诊断和处理相应并发症。

问题：术中支气管痉挛的药物治疗方案包括哪些？

①选择性短效 β_2 受体激动剂：例如，沙丁胺醇气雾剂应用最广，每揿约 100 μg，一般用量为 2 揿，吸入后 5～6 分钟起效，30～60 分钟达到最大作用，持续约 3～4 小时，少有 β_1 受体兴奋心血管反应。经气管导管给药的大部分药物沉积在气管导管内壁，到达气道的剂量不足 10%，所以需要 5～10 揿（15 揿效果最好）。

②肾上腺素：首选气管内给药，也可静脉注射，首量 2～5 μg/kg（0.1～0.2 mg），继而将 1 mg 稀释至 250 mL，以 1～4 μg/min 的速度静脉滴注。

③肾上腺皮质激素：地塞米松抗炎作用较强，但因血浆及组织中的半衰期较长，对垂体–肾上腺轴抑制较强，仅适合于短期使用。甲泼尼龙 40～80 mg，静脉注射，1～2 次/天；

如果更大剂量，最好每6小时1次，连用2～3天。

④茶碱类：氨茶碱，负荷量为4 mg/kg；15分钟；维持量为0.3～0.9 mg/（kg·h），（0.25～0.5 g加入5%葡萄糖溶液静脉滴注，剂量1 g/d），氨茶碱的治疗剂量和中毒剂量很接近，血浆浓度大于20 mg/L时可产生心律失常及抽搐，不推荐和β受体激动药物同时使用。多索茶碱，成人每次200 mg，每12小时1次，以25%葡萄糖注射液稀释至40 mL缓慢静脉注射，时间应在20分钟以上；也可将本品200 mg加入5%葡萄糖注射液或生理盐水注射液100 mL中，缓慢静脉滴注。

⑤抗胆碱药物（静脉效果有限）：异丙托溴铵是对支气管平滑肌有高选择性的强效抗胆碱药物，气雾吸入，5分钟起效，持续4～6小时；格隆溴铵（胃长宁）静脉或吸入给药，抑制腺体分泌，降低气道阻力，不进入中枢神经系统，无神经系统不良反应。有效抑制气道分泌物，解除气道痉挛的时效比阿托品长。起效慢（20～30分钟），故作为预防用药。

参考文献

[1] 郭曲练，姚尚龙．临床麻醉学．4版．北京：人民卫生出版社，2016.

[2] 邓小明，姚尚龙，于布为，等．现代麻醉学．4版．北京：人民卫生出版社，2014.

[3] 米勒．米勒麻醉学．邓小明，黄宇光，李文志，译．9版．北京：北京大学医学出版社，2021.

15 颅脑外伤患者的麻醉

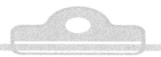

指导老师	黄丹	专业基地或科室	麻醉科	日期	2022 年 4 月 24 日
培训对象	本专业：☑ 一年级学员 ☑ 二年级学员 ☑ 三年级学员				
教学查房名称	颅脑外伤患者的麻醉				
教学目标与要求	低年资住院医师：汇报病史，掌握相关体格检查 中高年资住院医师：掌握颅脑外伤的围手术期管理及相关临床操作技能，学习指导低年级学员，点评、纠正、补充低年级学员的病史检查				
教学重点	1. 颅脑外伤患者的术前评估 2. 颅脑外伤患者的术中管理				
教学难点	颅脑外伤患者的术中管理				
教学地点	麻醉科示教室及病房				

【病历摘要】

患者，男性，69 岁，身高 168 cm，体重 65 kg。

主诉：外伤致神志不清 6 小时。

现病史：患者家属诉患者入院当日从高处不慎摔伤，当时具体情况不详，送患者至当地医院，患者出现耳鼻流血，伴恶心、呕吐，无四肢抽搐，于当地医院行颅脑 CT 提示硬膜下血肿。患者家属为求进一步治疗，遂至我院。我院急诊拟"脑外伤"收入院。患者自入院以来，神志模糊，留置导尿管，大便未解。

既往史：患者既往身体一般。有高血压病史，未规律服药。否认糖尿病、冠心病、肾病病史。否认肝炎病史。否认手术、外伤及输血史。否认药物、食物过敏史。

体格检查：体温 37.4 ℃，脉搏 139 次 / 分，呼吸 22 次 / 分，血压 168/112 mmHg，未

见颈动脉异常搏动及颈静脉怒张，双肺呼吸音粗，未闻及干、湿性啰音，心前区无隆起，心率 139 次 / 分，律齐，心前区未闻及杂音。

实验室检查：血常规示白细胞计数 5.07×10^{12}/L，血红蛋白 152 g/L，血细胞比容 43.09%。电解质、肝肾功能未见明显正常。血气分析：pH 7.46，PO_2 86 mmHg，PCO_2 24 mmHg，BE – 4.7 mmol/L，SaO_2 97.0%，GLU 11.8 mmol/L，乳酸 6.8 mmol/L，血细胞比容 47%，THbc 150 g/L。

辅助检查：胸、腹部 CT 显示两肺背侧少许渗出、实变；肝右叶稍低密度结节，建议增强扫描。肝小囊肿。颅脑 CT 平扫示脑挫裂伤，脑内多发出血灶，双侧额部硬膜下血肿，枕部硬膜下 / 外血肿；蛛网膜下腔出血；脑干陈旧性脑梗；鼻旁窦炎。心电图：①窦性心律；②T 波改变。

术前诊断：①创伤性硬膜下血肿；②脑挫伤伴出血。

拟行手术：颅内血肿清除术。

【教学查房实施过程】

（一）查房准备阶段（示教室）

1. 教学查房参与成员相互介绍。

2. 介绍教学查房患者的基本信息与教学目标。

3. 宣布本次教学查房过程中的注意事项：①整个教学查房的流程与大致时间分配；②查房中住院医师的角色分配；③参与病例讨论的发言规则；④查房中关注医院感染防护要求、进出病房与站位要求、医患沟通、人文关怀与隐私保护等。

（二）临床信息采集阶段（床旁）

1. 一年级学员脱稿汇报病史，指导老师在听取住院医师汇报后指出病史里还需要了解患者的手术麻醉史和药物过敏史、烟酒史等内容。体检中需要注意麻醉专科体检，如气道评估，本例患者是急诊老年脑外伤患者的麻醉，还需要重点关注患者的心、肺功能，是否处于饱胃状态，专科会诊意见及家属的意见。另外还要重点关注患者是否合并其他脏器损伤情况。

2. 二年级学员体格检查实施与示范：补充患者无手术麻醉史、无药物过敏史、无烟酒嗜好。进行气道评估：患者无牙，张口度大于 3 横指，甲颏距离 7 cm，Mallampati 气道分级为 I 级，头颈活动度正常，预计插管难度不大。该患者为意识模糊状态，询问家属其病史：在受伤前，患者无活动障碍，平常每天在家干农活，心功能正常。不确定患者具体进食时间。

3.床旁查房的收尾：指导老师应对病史汇报、体格检查、系统评估各环节进行扼要的总结，在与患者交流中示范医患沟通、人文关怀、健康宣教及"以患者为中心"的决策技巧。

（三）病例讨论阶段（示教室）

1.对床旁查房过程进行总结：指导老师对病史汇报、问诊与体格检查、系统评估过程进行点评与反馈。

2.三年级学员对病例特点进行归纳与总结。

3.麻醉前准备及入手术室检查情况（二年级学员汇报）：麻醉前准备包括麻醉药物、麻醉抢救药物、气管插管和喉罩通气设备、麻醉机和监护仪的准备。麻醉药物包括全身麻醉诱导药物，如丙泊酚、依托咪酯、舒芬太尼、瑞芬太尼、罗库溴铵或顺式阿曲库铵等药物，局部麻醉药物如罗哌卡因和脂肪乳剂，血管活性药物如去甲肾上腺素、去氧肾上腺素、硝酸甘油。抢救药物包括肾上腺素等。插管用具包括喉镜、气管导管和喉罩、吸引器及吸引管。准备好动静脉穿刺和监测设备。患者入手术室后核对患者基本信息，常规监测无创血压、血氧饱和度、呼吸、心电图，开放静脉通路。再次进行气道评估。麻醉诱导前行桡动脉穿刺监测有创动脉压。

4.指导老师点评：麻醉准备比较完善，对于需要行动静脉穿刺的患者可以在穿刺前进行动静脉的超声扫查，观察血管是否存在变异和血管异常的情况，如血栓、斑块等。动脉穿刺前需要进行 Allen's 试验评估动脉侧支循环的情况。可利用超声评估患者是否处于饱胃状态。

5.麻醉诱导过程注意事项（三年级学员口述，指导老师补充）

颅脑损伤患者的药物选择原则：①诱导快，半衰期短；②镇静、镇痛强，术中无知晓；③不增加颅内压和脑代谢；④不影响脑血流及其对 CO_2 的反应；⑤不影响血脑屏障功能，无神经毒性；⑥临床剂量对呼吸抑制轻；⑦停药后苏醒迅速，无兴奋及术后精神症状；⑧无残余药物作用。

全身麻醉诱导力求快捷、平稳，防止高碳酸血症和低氧血症，中度过度通气有利于降低颅内压。常用丙泊酚或依托咪酯复合芬太尼诱导，肌肉松弛用非去极化肌肉松弛药物。将气管插管引起的心血管反应降到最低，麻醉期间避免发生兴奋和躁动，多以复合麻醉维持。

丙泊酚：2 mg/kg 静脉注射，可使脑血流、脑代谢、颅内压降低，脑血管阻力增加，随着剂量加大，可明显降低动脉血压，因此对于颅内高压的患者要特别注意，避免影响颅内灌注压。

依托咪酯：具有脑保护作用，特别适用于心功能不全的神经外科手术患者。麻醉诱导剂量为 0.15 ～ 0.3 mg/kg，因可能抑制肾上腺皮质功能，故不宜连续静脉输注。

七氟醚：吸入 0.5 ～ 1 MAC 时，CBP 增加，ICP 增高，而脑代谢降低，脑血流自动调节功能受损。吸入 4% ～ 5% 高浓度时 EG 呈现兴奋状态。其诱导和苏醒均快，仍不失为外科手术较好的吸入全身麻醉药物。非去极化肌肉松弛药物：阿曲库铵。

6. 麻醉管理注意事项

（1）颅脑损伤（traumatic brain injury，TBI）患者的主要病理生理改变

中枢神经系统：原发性脑创伤的局灶区域脑血流（cerebral blood flow，CBF）和脑氧代谢率降低。随着 ICP 升高，脑灌注压（cerebral perfusion pressure，CPP）下降。当 ICP 持续升高时，CBF 的自动调节能力受损；同时合并的低血压将进一步加重脑组织缺血。血脑屏障的破坏导致的血管源性脑水肿和缺血导致的细胞毒性脑水肿将进一步升高 ICP，从而加重脑组织缺血缺氧，严重时可引起致命性脑疝。

循环系统：继发性交感神经兴奋和（或）颅内高压引起的脑缺血反应反射，存在低血容量的闭合性 TBI 患者表现为高血压和心动过缓。镇痛及镇静药物的使用、甘露醇和呋塞米的降颅压措施、打开硬脑膜的手术操作和（或）合并其他器官损伤致大量失血，都可使 TBI 患者出现严重的低血压、心动过速、心律失常和 CO 下降。心电图常见 T 波、U 波、ST 段、QT 间期等异常表现。

呼吸系统：TBI 患者可出现低氧血症和异常的呼吸模式（如自主过度通气），并经常伴有恶心、呕吐和反流、误吸。交感神经兴奋可引起肺动脉高压，导致神经源性肺水肿。

体温：发热可进一步加重颅脑损伤。

（2）颅脑损伤患者的麻醉管理

术中一般监测：①心电图、呼气末 CO_2 分压、血氧饱和度、无创血压、中心静脉压、体温、尿量和肌肉松弛监测。定期动脉血气、血细胞比容、电解质、血糖、渗透压等监测。②神经功能监测、ICP 监测、脑氧监测、脑血流监测、电生理监测、脑温度监测。

循环管理目标：①维持 CPP 在 50 ～ 70 mmHg，收缩压 ＞ 90 mmHg。②测定有创动脉压的压力换能器应放置在乳突水平，以反映脑循环情况。③避免采用过于积极的手段（如液体复苏和升压药物）来维持 CPP ＞ 70 mmHg，否则将增加急性呼吸窘迫综合征的发生率。④围手术期收缩压 ＜ 90 mmHg 可增加 TBI 患者的死亡率，尽早纠正（可使用去氧肾上腺素、多巴胺、血管升压素等血管活性药物）。⑤液体复苏：含糖液体与神经功能的不良预后密切相关，应当避免使用。使用无糖等张晶体液和胶体液可维持正常的血浆渗透压和胶体渗透压，减少脑水肿的发生。高渗盐水已被用于 TBI 患者的液体复苏。4% 白蛋

白可增加 TBI 患者的死亡率。

血糖控制：TBI 患者高血糖（血糖＞11.1 mmol/L）与创伤后高死亡率及神经功能的不良预后密切相关。①引起围手术期高血糖的独立危险因素包括严重的颅脑损伤、年龄＞65 岁、术前存在高血糖、硬膜下血肿、GA 和手术应激。②目前推荐围手术期血糖在 6～10 mmol/L，并且避免血糖的剧烈波动。

体温控制：大脑温度过高与 TBI 患者术后神经功能的不良转归密切相关。①围手术期应避免患者发热，并需要对发热者给予有效的降温处理。②动物实验证实低温具有脑保护作用，大脑温度每降低 1℃，脑代谢率降低 5%～7%。然而多中心临床试验发现，与正常体温组患者相比，低体温 TBI 患者的死亡率并无改善。不主张低温治疗。

7. 麻醉苏醒注意事项

指导老师补充观点：①早清醒、早拔管，利于评估神经功能，由于麻醉药物血浆残余浓度较高，有利于阻断苏醒过程的组织氧耗增加、CA 增加、血流动力学显著变化。延迟拔管使患者在恢复室遭受更多的应激伤害。②晚醒、晚拔管，继续镇静 2 小时以上，充分苏醒后拔管利于呼吸管理减少并发症。

目前观点：术前无意识障碍、手术顺利，病变非功能区应尽快苏醒，反之宜镇静观察。

恢复期以平稳苏醒为目标，注意保持头位稳定，静脉注射利多卡因 0.5～1 mg/kg 有助于避免呛咳。术后如自主呼吸良好，潮气量＞300 mL，频率＞13 次/分，咳嗽、吞咽反射恢复，血氧饱和度＞97%，生命体征平稳时可考虑早期拔管。

8. 最后指导老师提问（如可能出现的不良反应及处理等），学生查房结束后查资料并整理以加深理解

提问：如何处理颅脑损伤手术中易并发的危机事件及进行麻醉管理？

高颅内压：颅脑损伤患者大多数合并颅内压增高，当颅内压超过 40 mmHg 时，将严重损伤脑血管的自动调节机制，严重时导致大脑中线偏移或形成脑疝。

处理与麻醉管理：①保持气道通畅，维持呼吸循环功能；②将头抬高 30°；③适当通气，将 $PaCO_2$ 维持在 35～38 mmHg，若发生脑疝可将其降低至 30～35 mmHg；④维持血糖及电解质正常，可将血钠浓度维持在 145～155 mmol/L；⑤使用苯巴比妥类药物，充分地镇静、镇痛；⑥渗透压治疗，甘露醇 0.25～1 g/kg 静脉滴注或 3% NaCl 0.1～1 mL/kg 持续输注；⑦维持正常体温，若脑疝可将其降低至 35 ℃，但要防止寒战；⑧维持足够的平均动脉压（mean arterial pressure，MAP），监测 ICP 和 MAP，CPP＝MAP－ICP，维持 CPP 在 60 mmHg 以上。

参考文献

[1] 郭曲练，姚尚龙.临床麻醉学.4版.北京：人民卫生出版社，2016.

[2] 邓小明，姚尚龙，于布为，等.现代麻醉学.4版.北京：人民卫生出版社，2014.

[3] 米勒.米勒麻醉学.邓小明，黄宇光，李文志，译.9版.北京：北京大学医学出版社，2021.

16 高龄患者骨科手术的麻醉管理

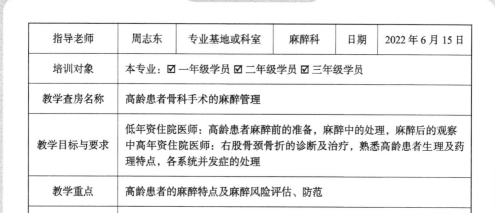

指导老师	周志东	专业基地或科室	麻醉科	日期	2022 年 6 月 15 日
培训对象	本专业：☑ 一年级学员 ☑ 二年级学员 ☑ 三年级学员				
教学查房名称	高龄患者骨科手术的麻醉管理				
教学目标与要求	低年资住院医师：高龄患者麻醉前的准备，麻醉中的处理，麻醉后的观察 中高年资住院医师：右股骨颈骨折的诊断及治疗，熟悉高龄患者生理及药理特点，各系统并发症的处理				
教学重点	高龄患者的麻醉特点及麻醉风险评估、防范				
教学难点	高龄患者各重要脏器功能脆弱性分析				
教学地点	麻醉科办公室及病房				

【病历摘要】

患者，女性，102 岁。

主诉：摔伤后右髋疼痛，活动障碍 7 天。

现病史：患者自诉于 7 天前行走时不慎摔伤，摔伤时右侧臀部着地，伤后出现右臀部疼痛、不能自行站起，需要撑扶才能站起，站立时右髋部疼痛，右髋不敢活动，右下肢不能受力，右髋部疼痛呈持续性胀痛，搬动时疼痛加剧。伤时无昏迷，伤后无疼痛、头晕，无恶心、呕吐，无视力模糊，无胸闷、气促，无呼吸困难，无腹痛、腹胀。当时未行治疗，症状持续无改善后于当地就诊，X 线检查示右股骨颈骨折并移位，为求进一步治疗来我院。拟诊"右股骨颈骨折"收入院。患者伤后一般情况差，神志清醒，精神紧张，食欲差，大便干结，小便能正常排出。

既往史：否认肝炎、伤寒、痢疾等传染病病史；否认高血压、糖尿病、慢性支气管炎、冠心病等慢性病史；否认其他手术、外伤及输血史；否认药物、食物过敏史；无烟酒不良嗜好；无冶游史；无重大精神创伤史。

体格检查：右下肢呈外旋、内收、缩短畸形，右髋部未见明显肿胀、青紫，右侧粗隆部上移，右腹股沟中点压痛，右髋部纵向叩击痛，右髋活动受限，平卧呈屈曲位 30°，右髋关节外旋约 70°，内收约 15°，右下肢较左下肢缩短 3 cm。右膝、踝、足趾活动正常，末梢血供正常，膝反射与跟腱反射正常，病理反射未引出。

实验室检查：血常规（五分类法）示红细胞计数 3.12×10^9/L，血红蛋白 91 g/L；小生化全套：总蛋白 58.13 g/L，尿素 19.21 mmol/L，肌酐 193.3 μmol/L，尿酸 441.3 μmol/L，乳酸脱氢酶 277.8 U/L，肌红蛋白 158.37 ng/L，游离脂肪酸 0.92 mmol/L，膀胱抑素 2.73 mg/L，红细胞沉降率 97 mm/h，C 反应蛋白 152 mg/L；凝血四项：纤维蛋白原浓度 6.31 g/L，PT 16.8 秒，TT 24.8 秒；血气分析：PaO_2 67 mmHg，BE – 4.4 mmol/L，SaO_2 93%，TCO_2 19.7 mmol/L。

辅助检查：心脏彩超显示主动脉瓣钙化并中度狭窄及中度反流，升主动脉稍宽并多发性粥样斑块。胸部 CT 显示局限性肺气肿，两肺散在炎症，双侧部分肋骨陈旧性骨折可能，冠状动脉粥样硬化。头颅 MRI 显示右侧基底节区软化灶（陈旧性脑梗死）脑萎缩。

诊断：①右股骨颈骨折；②肺部感染；③肺气肿。

【教学查房实施过程】

（一）查房准备阶段（示教室）

1. 麻醉前病史汇报（一年级学员）。

2. 提问：麻醉术前评估关注点（二年级学员）。

3. 提问：麻醉方案及术中、术后可能发生风险及防范（三年级学员）。

（二）临床信息采集阶段（床旁）

1. 病史采集，包括现病史、既往史、用药史等；关注采集系统的系统性、全面性及医患沟通情况，并进行评价（一年级学员）。

2. 全身体格检查：重点心脏、肺部及神经系统体格检查，注意操作的规范化及人文关怀（二年级学员）。

3. 辅助检查：现场阅片（包括心电图、胸部 CT、头颅 MRI）及化验检查单的解读（包括血常规、生化检查，重点关注血气分析的解读）（三年级学员）。

（三）病例讨论阶段（示教室）

1. 对学员病史采集情况进行评价（包括采集是否完整、补充遗漏，关注麻醉相关重点，与家属及外科医生沟通情况）对病例进行以下点评。

（1）困难气道：对拟经口腔插管患者，对气道应做精确的重点检查，包括张口度、颈椎活动度、颞颌关节功能、改良 Mallampati 分级和牙齿情况，尽可能识别出可能存在困难气道的患者，以降低发生紧急困难气道的风险。应仔细检查病损牙和义齿的情况，有无脱落被误吸的风险，做好记录。松动牙或义齿在麻醉前应摘下。呼吸系统的 X 线检查可以了解胸内病变部位、性质及严重程度，并对肺、纵隔、气管的情况进行了解，如有无占位病变、是否压迫了重要器官、气道是否有梗阻移位等。为麻醉方法的选择（如气管或支气管插管）、呼吸管理及防止呼吸系统并发症的发生等提供参考。

（2）心功能评估：明显影响心脏事件发生率的心血管因素有心功能、心肌缺血（心绞痛、心肌梗死）、高血压及治疗情况、心律失常等。MET ＜ 4 是老年患者围手术期心血管事件的重要危险因素。Goldman 评分是预测老年患者围手术期心脏事件的经典评估指标。疑有心血管疾病的患者应行心脏超声、冠状动脉造影、心导管或核素检查，以明确诊断并评估心功能。对于高血压患者宜行动态血压监测，检查眼底并明确有无继发心、脑、肾并发症。对心律失常或心肌缺血患者应行动态心电图检查。

（3）肺功能评估：术前合并有慢性阻塞性肺疾病（chronic obstructive pulmonary disease，COPD）或哮喘的患者应当仔细询问疾病的类型、持续时间、治疗情况等。如患者有急性呼吸系统感染，择期手术建议推迟到完全治愈 2 周后，否则术后易并发肺不张或肺炎。戒烟至少 4 周。对于合并肺部疾病的患者，术前应做肺功能和血气分析检查。肺功能检查有助于鉴别阻塞性或限制性疾病，并可评价患者对治疗的反应。基础动脉血气分析有助于判断呼吸功能障碍的程度并区分是否为单纯慢性低氧或高碳酸血症。

（4）脑功能评估：老年患者神经系统呈退行性改变，储备功能降低，对麻醉药物的敏感性增加，发生围手术期谵妄和术后认知功能下降的风险升高。

对于合并或可疑中枢神经系统疾病的患者应行头部 CT、MRI、脑电图等检查。监测与判断术中神经系统功能。

（5）肝肾功能评估：老年人肝重量减轻，肝细胞数量减少，肝血流量减少，肝体积缩小（肝功能损害；合成蛋白质能力降低；药物代谢能力下降；凝血机制异常）；肾组织萎缩、重量减轻，肾单位数量下降（肾小球滤过率降低，肾浓缩功能降低，保留水的能力下降；经肾清除麻醉药物及其代谢产物消除半衰期延长；易致暂时性肾功能减退）。

（6）胃肠功能评估：胃排空时间延长，肠蠕动减弱；术后肠胀气机会可能较多；关注肥胖（体重指数、体重变化、肥胖相关疾病）；胃内容物误吸是麻醉期间最危险的并发症之一。

（7）凝血功能评估：血栓性疾病（如肺栓塞等）停用抗凝药物应当慎重；术前凝血功能检查，有助于评估患者凝血功能状态，指导术前药物的使用。

（8）内分泌功能评估：由于老年人糖耐量降低，术前应常规检查血糖水平，应注意评估其血糖控制是否稳定、对降糖药物的敏感性、是否合并心血管疾病、周围神经病变程度及认知功能状态等情况。肾上腺功能抑制与使用皮质激素有关，注意皮质激素用药剂量和最后一次用药时间；肾上腺皮质功能抑制取决于激素的用药剂量、药效和频度，以及激素治疗时间的长短；泼尼松累积剂量大于 0.4 g，即会发生肾上腺皮质功能抑制，且可延续至停止用药后 1 年。

（9）免疫功能评估：免疫反应受到抑制使老年人易于受到感染（免疫反应低下与胸腺退化和 T 细胞功能改变有关）。

（10）用药史：询问患者是否有服药史。应了解其药名、用药时间和用量，有无特殊反应。术前服用中枢神经系统的药物（如地西泮等），可能诱发术后谵妄或认知变化；术前使用 β 受体阻滞剂的患者应当继续服用，但是需要监测心率、血压；术前使用 ACEIs 的患者，应当于术前至少 10 小时停药；治疗心房颤动的氟卡尼应当于术前 24 小时停药。使用中药应当注意测定凝血功能、电解质和肝功能。术前长期使用麻醉性镇痛药物，应调整以防止耐药性产生。应注意是否停用抗凝药物。

2.针对麻醉风险及防范进行点评

（1）入手术室观察尿量：由于老年人体温调节功能的严重减退，术中极易发生低体温，因此术中体温监测应该成为常规监测；由于患者有陈旧性脑梗死，还应做好脑氧监测；准备好麻醉深度监测，老年人脑功能减退、肝肾功能减退导致药物代谢功能降低，对镇静、镇痛药物的敏感性显著增高，因此避免患者过度镇静及麻醉过浅所致的术中知晓至关重要。

（2）术中监测：有创血压、中心静脉压、心率、脉搏、血氧饱和度、体温、麻醉深度、动脉血气、尿量、呼气末 CO_2 分压、潮气量、呼吸频率、气道压。操作重点：术中注意体温、血流动力学，控制好相关药物的剂量。

（3）麻醉过程中的注意事项

1）麻醉诱导过程的注意事项

药物选择：选择对肝脏与肾脏直接毒性和血流影响较小的药物。常规诱导药物有咪达唑仑、顺式阿曲库铵、舒芬太尼、依托咪酯。

监测指标：有创血压、中心静脉压、心率、脉搏、血氧饱和度、麻醉深度、体温、潮气量、呼吸频率、气道阻力。

血流动力学要求：维持血流动力学的稳定。保证满足插管所需的麻醉深度，避免因插管刺激引起的血压、心率的巨大波动。

2）麻醉管理的注意事项

药物选择：针对脆弱脑功能的老年患者，影响神经递质的药物如抗胆碱药物（东莨菪碱、盐酸戊乙奎醚等）及苯二氮䓬类药物应避免；针对脆弱肝肾功能的患者，肌肉松弛药物最好选择不经过肝肾代谢的药物，如顺式阿曲库铵；对于脆弱肺功能及高龄（> 75 岁）的患者，最好给予短效镇静、镇痛药物维持麻醉，以避免中长效麻醉药物残余效应对患者苏醒期呼吸功能的影响；针对脆弱循环功能的患者，麻醉诱导应选择对循环抑制较轻的镇静药物，如依托咪酯等。

液体选择：老年患者由于肾脏功能减退，首选乳酸钠林格液或醋酸钠林格液，原则上慎用人工胶体溶液。急性失血或血容量快速降低时可考虑给予胶体溶液以确保血流动力学平稳，防止脏器功能低灌注。全身麻醉可给去氧肾上腺素或去甲肾上腺素，可降低对液体输注的过度依赖。

呼吸功能与肺功能保护：机械通气实施低潮气量 + 适当呼气末正压（5 ～ 8 cmH$_2$O）策略；吸入氧浓度不超过 80%，以防止吸收性肺不张吸呼比例为 1 :（2.0 ～ 2.5）；术中实施目标导向或限制性液体管理方案；苏醒期防止镇静、镇痛及肌肉松弛药物残余；积极抗感染治疗。

监测指标：有创血压、中心静脉压、心率、脉搏、血氧饱和度、体温、麻醉深度、动脉血气、尿量、呼气末 CO$_2$ 分压、潮气量、呼吸频率、气道压。

血流动力学要求：维持血流动力学的稳定，防止血流动力学波动过大，维持冠状动脉氧供与氧耗平衡，防止心肌缺血。

麻醉要求：维持一定的麻醉深度，保持 BIS 在 40 ～ 60。维持血流动力学稳定，使 CVP 降至适宜范围（< 5 cmH$_2$O）却不影响动脉血压、不发生低动脉血压、不影响关键脏器灌注。防止低体温。纠正凝血功能障碍。调节水电解质平衡，保障机体内环境稳定。出血量较大时，使用自体血回收进行血液保护。

3）麻醉苏醒注意事项

①苯二氮䓬类药物的拮抗：目前氟马西尼仍然是拮抗苯二氮䓬类药物最有效的药物，但不应常规使用，可以用于拮抗某些患者的呼吸抑制与镇静。使用氟马西尼后，应延长监护时间，以确保患者不会再次出现呼吸、循环抑制。

②阿片类药物的拮抗：阿片类药物拮抗剂（纳洛酮）不应常规使用，但可用于拮抗某些患者的呼吸抑制。使用药物拮抗后，应延长监护时间，以确保患者不会再次出现呼吸、

循环抑制。同时应高度警惕快速拮抗阿片类药物可能引起患者出现疼痛、高血压、心动过速或者肺水肿等情况。

③肌肉松弛药物的拮抗：根据麻醉维持所使用的肌肉松弛药物选择肌肉松弛拮抗药物新斯的明或舒更葡糖钠来逆转残余的神经肌肉阻滞作用。

4）术后管理注意事项

术后疼痛治疗：全身镇痛和区域镇痛；患者的意愿；个体化评估；多模式镇痛。

5）与 PACU 交班关注重点：患者的姓名、年龄、术前简要相关病史、麻醉方式及麻醉中情况、手术方法及手术中的意外情况等。麻醉期间所用的药物，包括麻醉前抗生素用药、麻醉诱导和维持用药、肌肉松弛药物和逆转药物、术后镇痛药物及血管活性药物等。麻醉与术中生命体征（血压、心电图、脉搏血氧饱和度、呼吸、尿量和体温等）情况，有无险情或重大病情变化如困难气道、血流动力学不稳定或心电图有异常变化等。何时接受了何种治疗，效果如何。手术中液体平衡情况，包括输液量和种类、尿量、出血量与输血量等。各种导管情况，如外周动静脉穿刺导管、中心静脉导管、气管导管、导尿管、胸腔或腹腔引流管、胃肠道减压管等。估计手术麻醉后可能发生的并发症及其他有必要交接的内容。

3. 安排住院医师归纳与总结

老年人手术风险增大的原因主要在于年龄相关的疾病。应重点评估老年人重要脏器的功能状态及其代偿情况，控制好麻醉深度，做好麻醉后的镇痛。

麻醉注意要点：该患者 102 岁，为高龄患者。对于老年患者手术的麻醉，要做好术前评估，准确了解其重要器官的功能状态。积极做术前准备，最大限度地改善疾病造成的生理改变。在保证患者安全和满足手术需要的基础上选择对其生理功能扰乱最小的麻醉方法。选择对呼吸、循环影响小的麻醉药物，用药剂量应酌减，给药间隔应延长。诱导期注意维持血流动力学稳定，避免缺氧时间过长。维持期注意维持呼吸、循环功能稳定，保持呼吸道通畅，控制输液量。苏醒期注意防止呼吸功能恢复不全引起的一系列并发症。

4. 课后提问

（1）该患者不考虑腰硬联合麻醉的原因是什么（一年级学员）？

（2）存在呼吸系统疾病的老年患者术前准备的目的和重点是什么（二年级学员）？

（3）骨水泥植入综合征的定义和处理措施是什么（三年级学员）？

参考文献

[1] 王俊科，于布为，黄宇光，译．麻省总医院临床麻醉手册．9 版．北京：科学出版社，2018.

[2] 庄心良，曾因明，陈伯銮．现代麻醉学．3 版．北京：人民卫生出版社，2003.

17 糖尿病患者的麻醉管理

指导老师	谌雅雨	专业基地或科室	麻醉科	日期	2022 年 10 月 12 日
培训对象	本专业：☑ 一年级学员 ☑ 二年级学员 ☑ 三年级学员				
教学查房名称	糖尿病患者的麻醉管理				
教学目标与要求	低年资住院医师：掌握糖尿病患者的术前评估 中高年资住院医师：掌握糖尿病患者的血糖控制及麻醉管理，熟悉糖尿病相关的围手术期急性并发症的识别和处理				
教学重点	1. 掌握糖尿病患者的术前评估 2. 掌握糖尿病患者的血糖控制 3. 掌握糖尿病患者的麻醉管理				
教学难点	1. 掌握糖尿病患者的血糖控制 2. 掌握糖尿病患者的麻醉管理 3. 熟悉糖尿病相关的围手术期急性并发症的识别和处理				
教学地点	麻醉科示教室及病房				

【病历摘要】

患者，男性，56 岁。

主诉：反复发作性右上腹疼痛 6 月余。

现病史：患者自诉 6 个月前无明显诱因出现右上腹疼痛，无腰背部放射性疼痛，无恶心、呕吐及腹泻，无皮肤、巩膜黄染，于当地医院就诊，B 超示胆囊结石，予以抗炎补液对症支持治疗后好转，现患者为进一步手术治疗入我院。患者自发病以来，精神、睡眠及饮食尚可，大小便正常，体重无明显变化。

既往史：糖尿病病史 5 年余，口服降糖药二甲双胍、阿卡波糖，血糖控制尚可。否认高血压、冠心病、肾病病史。否认肝炎、结核病史。否认手术、外伤及输血史。否认药物、食物过敏史。

体格检查：身高 175 cm，体重 78 kg，血压 125/71 mmHg，心率 67 次 / 分，呼吸频率 17 次 / 分，体温 36.5 ℃。神志清，精神可，自主体位，对答切题，检查合作。皮肤、巩膜无黄染。双肺呼吸音清，未闻及明显干、湿性啰音。心律齐。腹平软，无明显压痛，无反跳痛，Murphy 征（−）。肝脾肋下未及，移动性浊音（−）。双下肢无水肿。

实验室检查：血常规、血生化、凝血常规及尿常规未见明显异常。

辅助检查：腹部 B 超示胆囊结石。胸部 X 线片示冠状动脉粥样硬化。心电图检查示窦性心律。

诊断：胆囊结石，慢性胆囊炎；2 型糖尿病。

拟行手术：腹腔镜下胆囊切除术。

【教学查房实施过程】

（一）查房准备阶段（示教室）

1. 教学查房参与成员相互介绍。

2. 介绍教学查房患者的基本信息与教学目标。

3. 宣布本次教学查房过程中的注意事项：①整个教学查房的流程与大致时间分配；②查房中住院医师的角色分配；③参与病例讨论的发言规则；④查房中关注医院感染防护要求、进出病房与站位要求、医患沟通、人文关怀与隐私保护等。

（二）临床信息采集阶段（床旁）

1. 一年级学员脱稿汇报病史，指导老师在听取住院医师汇报后指出病史还需了解患者的糖尿病类型，血糖最高水平、降糖药物及剂量，治疗后有无出现低血糖反应，以及有无糖尿病的并发症，有无全身或重要脏器功能受损的并发症，是否合并有自主神经病变等情况。

2. 二年级学员体格检查实施与示范：着重进行气道评估包括张口度、甲颏距离、颈椎活动度等，本例患者 BMI 约为 25.5 kg/m^2，牙齿固定，张口度及甲颏距离均大于 3 指，Mallampati 气道分级Ⅰ级，头颈活动度正常，预计为非困难气道。

3. 床旁查房的收尾：指导老师应对病史汇报与体格检查环节进行扼要的总结，在与患者的交流中示范医患沟通、人文关怀、健康宣教及"以患者为中心"的决策技巧。

（三）病例讨论阶段（示教室）

1. 对床旁查房过程总结：指导老师对病史汇报、问诊与体格检查、系统评估过程进行点评与反馈。

2. 三年级学员对病例特点进行归纳与总结。

3. 糖尿病患者如何具体做好术前血糖控制（二年级学员口述，指导老师补充）？

（1）糖尿病患者术前血糖一般不要求控制到完全正常水平，以免发生低血糖。一般认为择期手术的患者术前空腹血糖应控制在 8.3 mmol/L 以下，最高不应超过 11.1 mmol/L，或餐后血糖不超过 13.9 mmol/L；尿糖检查为阴性，24 小时尿糖在 0.5 g/dL 以下；尿酮体阴性。

（2）术前口服降糖药的患者，行短小手术时，术前可不停用降糖药，围手术期应反复测定血糖水平。如行较大手术，则应在术前 24 ～ 48 小时停用口服降糖药物，改用常规胰岛素控制血糖。

（3）术前已使用长效或中效胰岛素的患者，建议术前 1 ～ 3 天改用常规胰岛素。此类患者术前胰岛素用量可先按胰岛素与葡萄糖 1 ： 4（即 1 单位胰岛素加入 4 g 葡萄糖液中），然后根据血糖测定结果调整。

4. 糖尿病患者麻醉方式的选择（三年级学员口述，指导老师补充）。

（1）局部麻醉及神经阻滞：对机体代谢影响小，适用于四肢手术。患者局部麻醉药物需要量低，神经损伤的风险性增高，局部麻醉药物中加入肾上腺素也增加了缺血性和水肿性神经损伤的风险。另外应注意患者是否存在周围神经病变，以便与某些神经并发症相鉴别。

（2）椎管内阻滞：适用于四肢手术、下腹部及盆腔手术。但在椎管内阻滞时由于患者缺乏有效的压力反射调节功能，易出现明显的血压下降，应注意麻醉平面不宜过广，防止术中血压波动。

（3）全身麻醉：全身麻醉便于对呼吸及循环系统的管理，此类患者对气管插管的心血管反应过强，麻醉诱导期应维持适宜的麻醉深度。

5. 糖尿病患者术中除常规监测血压、心电图、脉搏血氧饱和度外还应有哪些监测指标（二年级学员口述，指导老师补充）？

（1）术中除常规监测血压、心电图、脉搏血氧饱和度外，还应加强有创血压监测，有助于及时了解血流动力学改变。

（2）应加强呼吸管理，避免缺氧和 CO_2 蓄积。

（3）应监测尿量，以了解肾功能状态。

（4）应根据病情反复测定血糖、尿糖、尿酮体，依据监测结果给予适当治疗。

6. 糖尿病患者麻醉管理注意事项（三年级学员口述，指导老师补充）。

（1）术中一般不输注含糖液体，以免出现高血糖。可选用复方林格液或生理盐水。如需输注葡萄糖液时，应根据患者的血糖结果按一定比例同时输注胰岛素。

（2）合并严重的心脏疾病或自主神经功能异常的患者对有抑制血管作用的麻醉药物、血管扩张药物较敏感，容量不足及失血时易出现难以纠正的低血压。此外，患者对手术操作等刺激敏感性增加，当刺激较强时或应用某些血管活性药物时，易出现较剧烈的心血管反应。因此应维持适当的麻醉深度，尽量避免循环动力学的剧烈波动。

（3）合并有自主神经病变的患者可出现胃排空延迟，应注意防止麻醉诱导期间发生胃反流、误吸。

（4）长期使用胰岛素的患者在体外循环后期采用鱼精蛋白逆转肝素的残余作用时应慎重。

7. 最后指导老师提问（如可能出现的不良反应及处理等），学生查房结束后查资料并整理以加深理解。

提问：糖尿病患者常见的围手术期急性并发症及处理？

（1）低血糖

低血糖是指血糖低于 2.8 mmol/L，严重低血糖（指血糖低于 1.4 mmol/L）时患者可出现低血糖昏迷。

1）原因：术前口服降糖药物、胰岛素用量过大或应用中长效胰岛素不适当是糖尿病患者围手术期低血糖的主要原因。

2）临床表现：一般表现为神经兴奋如大汗、颤抖、视力模糊、饥饿、软弱无力、心悸、腹痛等。此外，还可有中枢神经系统抑制症状，如意识蒙眬、头痛头晕、反应迟钝、嗜睡、心动过速、瞳孔散大、癫痫发作甚至昏迷等。患者也可能有精神异常的表现。当延脑受抑制时，患者可表现为深度昏迷、各种反射消失、呼吸浅弱、血压下降、瞳孔缩小等。全身麻醉患者可出现苏醒延迟。

3）治疗：给予葡萄糖，轻者可口服葡萄糖水，严重者可快速输注葡萄糖，先静注 50% 葡萄糖 40～100 mL，必要时重复。然后继续输注 5%～10% 葡萄糖 300～400 mL/h，直至血糖稳定。其他治疗还包括给予胰高血糖素、糖皮质激素等。

（2）糖尿病酮症酸中毒

1）原因：感染、手术和外伤等应激反应可导致机体利用胰岛素障碍，机体不能充分利用糖，脂肪及蛋白质代谢显著增加，肝脏产生大量酮体，引起酮症酸中毒，1 型糖尿病更为常见。

2）临床表现：高血糖、高渗、严重脱水、酮症酸中毒。早期主要表现为多尿、多饮、口渴、疲倦；失代偿后常有恶心呕吐及严重失水、尿少或糖尿病的急腹症（腹痛）或中枢神经受抑制出现的嗜睡、头痛、意识模糊、烦躁、昏迷。在体征上有皮肤干燥、脱水、呼吸深大伴有烂苹果味。血糖多在 16.7 ～ 33.3 mmol/L，血酮多在 4.8 mmol/L 以上，尿糖、尿酮强阳性。严重脱水继发于渗透性利尿、呕吐、过度通气以及进食减少，可造成严重低血压、循环性休克及急性肾小管坏死。

3）治疗：①给予正规胰岛素控制血糖，首次剂量为静脉注射 10 单位，随后静脉连续输注；②补充液体：给予生理盐水 1 ～ 2 L 扩容，适当补钾、磷和镁；③纠正酸中毒，当pH 低于 7.1 或出现循环功能不稳定时，应给予碳酸氢钠等纠酸药物；④解除各种诱因。

（3）高渗性非酮症高血糖昏迷

1）原因：高渗性非酮症高血糖昏迷又称为高渗性非酮症糖尿病昏迷、高血糖脱水综合征等。2 型糖尿病患者在遇有创伤、感染等诱因时常发生高渗性非酮症高血糖昏迷。

2）临床表现：严重的高血糖、脱水、血浆渗透压升高而无明显的酮症酸中毒，患者常有意识障碍或昏迷。其特征包括：血糖＞ 33.3 mmol/L，渗透性利尿引起的低血容量、电解质紊乱、血液浓缩及中枢神经系统功能异常（如癫痫发作或昏迷），而无酮症酸中毒的特征。

3）治疗：包括输注生理盐水和胰岛素。这类患者对胰岛素可能较为敏感，宜采用小剂量。当血糖低于 300 mg/dL 时，应注意观察病情并酌情停用胰岛素，以免发生脑水肿。此外应注意纠正电解质的异常。

通过此病例，低年资住院医师可以基本掌握糖尿病患者的术前评估，中高年资住院医师可基本掌握糖尿病患者的血糖控制、糖尿病患者的麻醉管理并熟悉糖尿病相关的围手术期急性并发症的识别和处理，达到住院医师培训要求的能力。

参考文献

[1] 邓小明，姚尚龙，于布为，等.现代麻醉学.4 版.北京：人民卫生出版社，2014.

[2] 米勒.米勒麻醉学.邓小明，黄宇光，李文志，译.9 版.北京：北京大学医学出版社，2021.

18
高血压患者的围手术期管理

指导老师	胡小兰	专业基地或科室	麻醉科	日期	2022 年 4 月 19 日
培训对象	本专业：☑ 一年级学员 ☑ 二年级学员 ☑ 三年级学员				
教学查房名称	高血压患者的围手术期管理				
教学目标与要求	低年资住院医师：汇报病史，掌握相关体格检查，术前访视 中高年资住院医师：掌握高血压患者的围手术期管理及相关临床操作技能，学习指导低年级学员，补充低年级学员的病史、体格检查遗漏点				
教学重点	1. 高血压患者的术前评估关注点 2. 高血压患者的术中管理要点 3. 高血压患者的麻醉苏醒关注点 4. 高血压患者的术后管理关注点				
教学难点	1. 高血压患者的术中管理，包括麻醉深度的调节、术中血压管理、内环境的稳态 2. 高血压患者麻醉苏醒期的管理，包括围手术期疼痛管理、镇静深度的平衡、拔管时机等				
教学地点	麻醉科示教室及病房				

【病历摘要】

患者，男性，68 岁。

主诉：腹胀伴恶心 3 月余。

现病史：患者 3 个月前开始出现腹胀，偶伴恶心，未呕吐，无发热、腹泻等；曾到当地医院就诊，胃镜检查提示幽门梗阻，为进一步治疗，遂到我院就诊。

既往史：有高血压病史，未规律服药；有脑梗死病史（具体不详）；否认手术史、外伤史；否认药物、食物过敏史；有烟酒嗜好，抽烟 30 余年，20 支 / 天。

体格检查：身高 170 cm，体重 56 kg，体温 36.5 ℃，脉搏 86 次 / 分，呼吸 23 次 / 分，血压 168/87 mmHg。神志清，精神可，自主体位，对答切题，检查合作。呼吸运动不受限，胸廓扩张度好。听诊患者双肺呼吸音清，未闻及明显干、湿性啰音及哮鸣音；心率 86 次 / 分，律齐，未闻及心脏病理性杂音。

辅助检查：胸部 CT（我院）示胃窦幽门部胃壁稍增厚伴胃周小淋巴结，复合胃癌表现。右肺下叶少许条索状；双肺小结节。胃镜检查示胃窦癌并幽门不全梗阻；浅表性胃炎。心电图检查示窦性心律；间位性室性期前收缩。肺功能检查示肺通气功能大致正常。心脏彩超示二尖瓣、三尖瓣、主动脉瓣微量反流；左室舒张功能减退。

实验室检查：血常规检查、血生化检查及凝血功能检查未见明显异常。

【教学查房实施过程】

（一）查房准备阶段（示教室）

1. 教学查房参与成员相互介绍。

2. 介绍教学查房患者的基本信息与教学目标。

3. 宣布本次教学查房过程中的注意事项：①整个教学查房的流程与大致时间分配；②查房中住院医师的角色分配；③参与病例讨论的发言规则；④查房中关注医院感染防护要求、进出病房与站位要求、医患沟通、人文关怀与隐私保护等。

（二）临床信息采集阶段（床旁）

1. 一年级学员脱稿汇报病史：指导老师在听取住院医师汇报的同时，应关注信息的遗漏、错误或矛盾的内容。然后通过补充问诊的方式与患者核实，纠正这些信息，并示范问诊技巧，也为后续的病例讨论做好信息准确性的铺垫。

2. 二年级学员体格检查实施与示范：采集病史（询问有无神经系统疾病、糖尿病等基础病史，高血压用药情况）；体格检查（测血压等）；血常规、生化检查情况。老年患者注意心功能的检查，包括心电图和心脏彩超。关注点在于高血压的控制情况、用药情况。

3. 三年级学员应仔细观察体格检查过程，发现有无步骤遗漏或手法错误等。完成床旁血压测量、心脏听诊、体格检查后，查阅病例的相关检查、评估危险因素、高血压靶器官的损害程度等。指导老师可亲自示范有遗漏或手法错误的体格检查环节，并强调住院医师仔细观察。

4. 床旁查房的收尾：指导老师应对病史汇报与体格检查环节进行扼要的总结，在与患者交流中示范医患沟通、人文关怀、健康宣教及"以患者为中心"的决策技巧。应告知患者围手术期高血压相关并发症的风险，特别是既往有脑梗死病史，需要了解发生时间、严重程度及有无后遗症等。良好的术后疼痛管理可降低围手术期发生高血压的风险；做好围手术期疼痛管理方案，可采用自控静脉镇痛、腹部神经阻滞多模式镇痛方案等。应取得患者的信任，做好治疗方案的配合。

（三）病例讨论阶段（示教室）

1. 对床旁查房过程进行总结：指导老师对病史汇报、问诊与体格检查过程进行点评与反馈。患者为老年男性，既往有高血压病史，血压控制不佳，未规律服药；无手术麻醉史、无药物过敏史；有烟酒嗜好。进行心血管系统评估：患者无胸痛、劳累性呼吸困难、端坐呼吸、疲劳和晕厥，睡眠时体位正常。心电图提示间位性室性期前收缩。结合患者既往有高血压病史，术前访视关注点：①对于高血压患者，应先明确其是否为原发性高血压或继发性高血压；其麻醉危险主要取决于重要器官是否受累及受累的严重程度；患者心、脑、肾等重要器官功能的评估；②既往有脑梗死病史，需要评估脑功能情况，判断是否需要进一步检查评估，或请神经内科医师会诊。③择期手术应达到降压的目标：中青年患者血压控制 < 130/85 mmHg，老年患者 < 140/90 mmHg 为宜。重度高血压（≥ 180/110 mmHg）患者宜推迟择期手术。

2. 三年级学员对病例特点进行归纳与总结

（1）一般评估：神志、呼吸、循环、平时活动情况。既往有高血压，访视时测量的血压为 150/75 mmHg。已服用降压药物，住院期间血压尚可，嘱患者降压药物应停至手术当天。

（2）气道 Mallampati 分级Ⅰ级，头颈部活动度好，甲颏距离 6 cm，无缺齿、义齿及活动性牙齿，插管条件好。

（3）本例患者围手术期重点关注的是术前高血压控制情况，是否达到目标值，患者心、脑、肾等重要器官功能的评估；评估患者的麻醉危险因素；未完善的相关检查，可与主刀医师沟通，及时完善。

3. 分析与解读辅助检查结果，并讨论提出麻醉前准备及麻醉术中、术后管理注意事项

麻醉前准备包括麻醉药物、麻醉抢救药物、气管插管和喉罩通气设备、麻醉机和监护仪的准备。麻醉药物包括全身麻醉诱导药物如丙泊酚、依托咪酯、舒芬太尼、瑞芬太尼、罗库溴铵或顺式阿曲库铵等药物，血管活性药物如麻黄素、去甲肾上腺素、去氧肾上腺素、硝酸甘油。抢救药物包括肾上腺素等。插管用具包括喉镜、气管导管和喉罩、吸引器及吸引管。准备好监测设备。患者入手术室后核对患者基本信息，常规监测无创血压、血氧饱和度、呼吸、心电图，开放静脉通路。再次进行气道评估。

4. 讨论并制定具体的麻醉实施方案

（1）术前用药：短效苯二氮䓬类药物比阿片类更好，抗胆碱能药物必不可少，如果清醒时插管，抗胆碱能药物更要足量。给药途径：应以静脉、口服为主，皮下、肌内注射是不可靠的，术前可应用 H_2 受体阻滞剂（西咪替丁），预防并减轻误吸的危害。

（2）麻醉诱导和插管：序贯诱导，少量多次地给予麻醉药物，诱导期间血压平稳。气

管导管可涂抹局部麻醉药物，减轻气管导管对气道的刺激。麻醉深度要求稍微深一点，避免浅麻醉情况下气管插管刺激导致高血压。麻醉后再进行颈内静脉穿刺和动脉穿刺，避免疼痛刺激患者导致高血压，也体现人文关怀。

（3）高血压患者的麻醉管理

1）麻醉监测：外科手术范围和并存疾病情况是决定监测项目选择的主要因素。需进行常规心电图、血氧饱和度、无创血压、呼气末 CO_2 分压监测，有创动脉血压监测。采用 BIS 监测麻醉深度，以避免麻醉药物过量。

2）麻醉维持：麻醉维持可采用静吸复合麻醉，麻醉更加平稳，易于调节血压，同时也能监测麻醉深度。

3）血压管理：患者入手术室后平静状态下的血压可作为患者的基础血压值，术中维持患者血压在基础血压值的上下 20% 浮动，避免术中血压的剧烈波动；根据手术的特点，该患者可采用有创血压监测，及时了解血压的波动；术中可做动脉血气分析，了解围手术期的酸碱、电解质平衡等，应特别警惕围手术期高碳酸血症，避免引起血压的剧烈波动；采用 BIS 监测麻醉深度，避免麻醉过深或过浅导致术中血压的剧烈波动。考虑既往有脑梗死病史，术中应避免出现长时间的低血压情况，要保证充足的脑灌注。

4）液体管理：根据患者术中的血压、出血及术前禁食情况来管理输液。对于胃肠道手术患者，应做好术前长时间禁食、禁饮及术前肠道准备等，术前血容量往往明显不足，手术开始前可适当补充液体量。如果术中出血较多，根据动脉血气分析结果适时进行血制品输注。老年人避免输液过多导致容量负荷大而出现肺水肿、心力衰竭等严重并发症。

（4）麻醉苏醒注意事项：加强围手术期镇痛、镇静、肌肉松弛等管理，避免患者出现围手术期躁动，围手术期使用右美托咪定，根据患者情况，及时拔除气管导管；术后疼痛管理采用多模式镇痛，术后自控静脉镇痛＋腹部神经阻滞，减少疼痛刺激导致血压的剧烈波动。

5. 指导老师对教学查房整个过程进行总结，提出课后学习问题并提供学习参考资料

问题 1：手术当天，患者入手术室血压高达 200/100 mmHg，作为麻醉医师该怎么处理?

问题 2：术中出现血压 180/95 mmHg，心率 100 次 / 分，呼气末 CO_2 分压 50 mmHg，此时麻醉医师该怎么处理?

参考文献

[1] 郭曲练，姚尚龙 . 临床麻醉学 . 4 版 . 北京：人民卫生出版社，2016.

[2] 邓小明，姚尚龙，于布为，等 . 现代麻醉学 . 4 版 . 北京：人民卫生出版社，2014.

[3] 米勒 . 米勒麻醉学 . 邓小明，黄宇光，李文志，译 . 9 版 . 北京：北京大学医学出版社，2021.

19

胸骨后巨大甲状腺肿合并病态肥胖患者的麻醉管理

指导老师	邓福谋	专业基地或科室	麻醉科	日期	2022 年 9 月 23 日
培训对象	本专业：□ 一年级学员 ☑ 二年级学员 ☑ 三年级学员				
教学查房名称	胸骨后巨大甲状腺肿合并病态肥胖患者的麻醉管理				
教学目标与要求	中高年资住院医师：困难气道处理及肥胖患者的麻醉处理				
教学重点	1. 困难气道评估 2. 甲状腺肿瘤患者的麻醉处理 3. 肥胖患者的心肺功能评估				
教学难点	1. 气管插管方式的选择 2. 纵隔肿瘤的分类及处理原则 3. 巨大甲状腺肿瘤术后并发症的诊治及处理				
教学地点	麻醉科会议室				

【病历摘要】

患者，男性，41 岁。

主诉：发现颈部无痛性肿块 2 年。

现病史：患者自诉 2 年前无意中发现颈前出现一肿块，肿块近 2 年迅速增大，无胸闷、气促，运动后有呼吸困难。肿块无红肿、疼痛，无发热，无双手颤动等不适。在当地医院行彩超提示甲状腺肿块，建议进一步治疗，遂转入我院。患者自起病以来自诉精神可，睡眠可，饮食正常，大小便正常，体重无明显减轻。

既往史：患者既往身体一般。否认高血压、糖尿病、冠心病、肾病病史。否认肝炎、结核病史。否认其他疾病史。否认外伤及输血史。否认药物、食物过敏史。

体格检查：颈部皮肤正常，无明显色素沉着，颈静脉未见怒张，颈动脉未见异常搏动。颈软，气管向左偏移，颈部未及明显压痛。双侧甲状腺呈弥漫性肿大，左叶可触及一约 10 cm×8 cm 大小的肿块，质软，表面光滑，边界不清，不随吞咽上下活动，无明显压痛。双侧颈部未触及明显肿大淋巴结，未闻及血管杂音。体温 36℃，脉搏 90 次 / 分，呼吸 14 次 / 分，血压 160/90 mmHg。患者发育正常，意识清醒。张口度 3 横指，Mallampati 分级 Ⅲ 级，舌居中，扁桃体不大。甲颏距离 > 3 指，颈前弥漫性肿大，肿块大小约 10 cm×8 cm，未闻及血管杂音，颈部活动度受限。胸廓对称，双肺呼吸音弱，未闻及干、湿性啰音。身高 173 cm，体重 115 kg，BMI 38.4 kg/m^2。

实验室检查：谷草转氨酶 52.50 U/L，谷丙转氨酶 109.70 U/L，总胆固醇 5.33 mmol/L，甘油三酯 9.95 mmol/L，高密度脂蛋白 0.95 mmol/L，空腹血糖 8.3 mmol/L。T_3、T_4、TSH 检查正常。

辅助检查：电子喉镜示喉部形态异常，黏膜弥漫性肥厚，尚光滑，会厌向右侧倾，声门窄，左侧声带固定，右侧声带活动度差。胸部 X 线片示气管向右侧移位。心电图示窦性心动过速。颈部 CT 示甲状腺左叶见一巨大囊实性团块影，最大横截面 91 mm×75 mm，考虑偏良性病变。鼻咽壁增厚，鼻咽及口咽腔变窄。

诊断：①胸骨后巨大甲状腺肿；②呼吸困难。

【教学查房实施过程】

（一）查房准备阶段（示教室）

1. 指导老师准备

（1）病例准备：选择典型的胸骨后巨大甲状腺肿的肥胖患者，完善相关检查，并与患者及其家属充分交流和沟通，得到理解和配合。

（2）教学准备：通知二年级和三年级学员，熟悉患者病情及术前检查结果。

（3）教案准备：熟悉患者病历，准备好教学内容、方法、重点、难点及教学目标、讨论的问题和参考文献。

2. 学员准备

（1）二年级学员：熟悉病例的基本情况，掌握术前麻醉访视基本内容。通过复习基本理论知识，结合患者特点，提出相关问题并在查房时讨论。

（2）三年级学员：查阅相关文献，熟悉该疾病最近进展及麻醉方式的选择。掌握困难气道处理的一般流程。掌握病理性肥胖患者麻醉处理的方式和方法。掌握颈、胸部 CT 的阅片及判读。

（二）临床信息采集阶段（床旁）

1. 心肺功能检查：活动后胸闷，呼吸困难，心功能Ⅱ级。无咳嗽、咳痰病史。术前心电图示窦性心动过速。

2. 气道评估

（1）Mallampati分级（图3）：此患者为Ⅲ级。

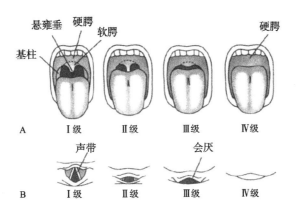

图3 Mallampati分级

（2）头颈活动度：颈部活动度差，前屈、仰伸差，未见颈项强直，颈部疼痛，颈部僵硬，颈部不稳感。

（3）张口度及甲颏距离：张口度正常，甲颏距离 5.5 cm。

3. 颈、胸部体格检查：颈部视诊可见一巨大肿块，大小约 10 cm×10 cm，质地软，活动度差。听诊未闻及明显血管杂音。

胸部听诊：双肺呼吸音减弱，未闻及明显干、湿性啰音。其他未见明显异常。

（三）病例讨论阶段（示教室）

1. 麻醉前评估

（1）患者 BMI > 30 kg/m^2，多种相关疾病的发病率和导致的死亡率明显增加。

①心血管：进行基础心电图检查；评估血压控制情况；确定是否存在左心室或右心室功能障碍症状或体征；确定是否存在冠状动脉疾病；相关心功能（超声心动图）或有创、无创检查。

②呼吸：评估活动耐量；评估阻塞性睡眠呼吸暂停的症状或病史；确定是否复合CPAP 或 BiPAP 通气适应证，如果患者处于治疗期间，确保延续治疗；进行动脉血气分析；进行肺功能检查。

③气道：进行基本的气道检查；判定是否存在口腔或颈部活动受限的证据；确定

Mallampati 分级及颈围；询问困难面罩通气或困难插管既往史。

④实验室检查：获取电解质、血糖、血红蛋白浓度；对血红蛋白＞17 g/dL 的患者采取放血疗法。

（2）通过采集病史、体格检查，明确气道与周围组织的相互关系，有无手术致头颈部解剖明显改变、头颈部放疗史、气道困难病史或其他表现，如张口呼吸困难、声音改变、呼吸睡眠暂停、不能耐受运动，评分＞5分提示面罩通气困难或插管困难（表1）。

表 1　CM 联合评估表

项目	0 分	1 分	2 分
病史	无困难史	疑有困难史	有困难史
CT	肿瘤无外侵	气管未受累	气管受累
Mallampati 分级	Ⅰ 或 Ⅱ 级	Ⅲ 级	Ⅳ 级

（3）肿块的质地和性质：肿块为囊实性（图4），是否可以考虑麻醉前先行超声穿刺抽取囊液，使肿块大小减小，减少对气管的压迫。肿块无血管累及，发生大出血的概率不大。

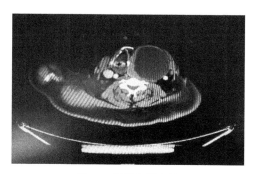

图 4　肿块为囊实性

2. 麻醉诱导：患者采取轻度头高位，面罩通气预充氧 3 ～ 5 分钟，吸气和呼气过程中都采用 10 cm 水柱持续正压通气，这样可明确减少诱导时 FRC 的下降，并且延长耐受缺氧的时间。为防止面罩通气困难，应事先准备合适的鼻咽和口咽通气道及插管型喉罩。

3. 气管插管——这类困难气道理想的麻醉处理方案：插管过程中保持患者自主呼吸，放置气管插管时患者的舒适程度至关重要。患者完全放松，有利于麻醉医生确定气管导管的位置，进而实施全身麻醉。降低气道的反应性；提高患者的合作性；保证患者血流动力学的稳定；对整个插管过程无记忆。因此选择保留自主呼吸的纤维支气管镜引导气管插管。

4. 麻醉维持：吸入麻醉药物的应用有一定的优势，利于患者苏醒。静脉麻醉药物瑞芬太尼虽然属于脂溶性药物，但它在肥胖人群和非肥胖人群中的使用剂量相似。建议使用静吸复合麻醉维持。

肥胖患者胸腔阻力大，腹部脂肪多，导致肺顺应性下降，肺不张的发生率更高；当这类患者接受麻醉、仰卧位通气、镇静治疗时，肺不张的发生率更高。

压力控制模式能够提供持续的压力支持，降低气压伤，但是潮气量是变化的，潮气量不足可能会导致高碳酸血症；容量控制模式设定合适的容量，但气道压力逐步变化，需要防治气压伤。目前有一些团队建议肥胖患者使用压力控制模式，以改善气流分布。手术过程中，应该调整呼气末正压水平来进行肺泡复张，同时保持一定程度的头高位。

5. 喉返神经功能监测：术中应监测喉返神经功能，必要时可以在直视下插入内置 NIM 型气管导管。喉返神经损伤是甲状腺和甲状旁腺手术最主要的并发症。单侧喉返神经损伤和声带麻痹可引起麻痹性发音障碍和吞咽困难，而双侧喉返神经损伤和声带麻痹由于存在对呼吸道的潜在影响可能会危及生命。

6. 神经肌肉功能监测：连续监测神经肌肉功能非常重要，有助于手术结束时完全逆转肌肉松弛药物的阻滞作用。

7. 麻醉苏醒

（1）手术结束时逐渐停用吸入麻醉药物，以期促使患者迅速苏醒、气道反射和张力恢复正常。

（2）手术结束时完全逆转肌肉松弛药物的阻滞作用。

（3）肥胖患者自主呼吸能够达到足够潮气量时，可以考虑拔管。

（4）拔管后应该尽快重新采用持续气道正压通气膨肺。

（5）巨大甲状腺肿患者应警惕术后气管塌陷的可能。

（6）术后大量出血的情况相对少见，但需要早期诊断，出血进入周围局限的组织后可能很快出现气道塌陷。去除病因：拆线，敞开切口，行气管插管，清除血肿。

参考文献

[1] 邓小明，姚尚龙，于布为，等.现代麻醉学.4版.北京：人民卫生出版社，2014.

[2] 米勒.米勒麻醉学.邓小明，黄宇光，李文志，译.9版.北京：北京大学医学出版社，2021.

[3] 郭曲练，姚尚龙.临床麻醉学.4版.北京：人民卫生出版社，2016.

20

重度子痫前期急诊剖宫产患者的麻醉管理

指导老师	黄松	专业基地或科室	麻醉科	日期	2022 年 10 月 8 日
培训对象	本专业：☑ 一年级学员 ☑ 二年级学员 ☑ 三年级学员				
教学查房名称	重度子痫前期急诊剖宫产患者的麻醉管理				
教学目标与要求	低年资住院医师：掌握重度子痫前期急诊剖宫产患者的麻醉前评估 中高年资住院医师：掌握急诊剖宫产患者围手术期的麻醉处理原则				
教学重点	重度子痫前期急诊剖宫产患者的麻醉前评估				
教学难点	急诊剖宫产患者围手术期的麻醉处理原则				
教学地点	麻醉科会议室				

【病历摘要】

患者，女性。

主诉：孕 36^{+5} 周，发现血压升高 1 天。

现病史：患者诉平素月经规则，5 天 /25 ～ 28 天，末次月经 2022 年 1 月 8 日，预产期 2022 年 10 月 15 日。孕 1 月余明确早孕，有恶心、呕吐等早孕反应，孕 4 月余感胎动至今。孕期无头痛、胸闷、气促、皮肤瘙痒、眼花等不适，定期产检（四维、三维未见明显异常；唐氏筛查提示临界风险，无创 DNA 无异常；未行 OGTT）。患者诉 3 天前晨起时突发视物模糊，当时未予重视，今日至我院眼科门诊就诊，测血压 160/114 mmHg，休息后复测血压 157/114 mmHg，现患者为求进一步诊治，今入我院。门诊拟 "①孕 36^{+5} 周，G4P2，头位；②重度子痫前期；③双视网膜脱落（渗出性？）" 收入院。患者孕期精神、睡眠、食欲可，大小便正常。孕前体重 52 kg，身高 154 cm，现体重 68 kg，体重随孕周增加。

既往史：患者既往体健。否认高血压、糖尿病、冠心病、肾病病史。否认肝炎病史。否认外伤及输血史。否认药物、食物过敏史。预防接种史不详。

术前诊断：①孕 36^{+5} 周；② G4P2，经阴道分娩；③重度子痫前期；④双视网膜脱落（渗出性？）。

【教学查房实施过程】

（一）查房准备阶段（示教室）

1.重度子痫前期：在孕 20 周以后，孕妇出现高血压，收缩压＞ 160 mmHg，舒张压＞ 100 mmHg，24 小时尿蛋白＞ 5 g，或随机尿蛋白（+++ 及以上）。患者出现持续的头痛、头晕眼花、视物模糊、持续性上腹部疼痛、肝功能异常、转氨酶异常，有些患者甚至出现肾功能异常、少尿。

2.术前评估：①重度子痫患者心血管系统的情况，如血压控制、左心室功能和血容量；②是否存在气道水肿及其程度，是否已经发生了肺水肿；③血小板的数量和功能，凝血指标是否正常；④气道情况；⑤了解患者是否使用硫酸镁和降压药物。

3.麻醉方式的选择：①椎管内麻醉的优点是起效快，能够减少外周血管阻力或降低儿茶酚胺浓度。避免全身麻醉引起恶心、呕吐、误吸的风险。同时提供良好的术后镇痛，注意围手术期低血压和硬膜外血肿的发生；②在严重血流动力学不稳定，特别是手术时间预计过长及患者本身有凝血功能障碍、有子痫或抽搐的情况下，建议采用气管插管的全身麻醉方式。在围手术期要注意评估和处理困难气道，避免发生反流、误吸及胎儿心肺的抑制。

（二）临床信息采集阶段（床旁）

患者腹隆，纵椭圆形，子宫轮廓清楚。宫高 31 cm，腹围 100 cm，胎儿体重估计 3290 g，胎心 150 次 / 分，无宫缩，头先露。骨盆外测量无明显异常。常规消毒下内诊：宫颈管长 2 cm，宫口未开，质软，水囊可及，羊水未见。先露：头 S-3。宫颈评分：1 分。骨盆内测量：骶胛未及，双侧坐骨棘平伏，骶坐切迹 2 指松。骶凹中弧，骶尾关节活动，耻骨弓 90°。

（三）病例讨论阶段（示教室）

1.麻醉方式的选择。

2.麻醉前准备包括麻醉药物、麻醉抢救药物、气管插管和喉罩通气设备、麻醉机和监护仪的准备。麻醉药物包括腰硬联合阻滞药物如利多卡因、丁哌卡因或罗哌卡因等药物，血管活性药物如麻黄素、去甲肾上腺素、去氧肾上腺素、硝酸甘油。抢救药物包括肾上腺素等。吸引器及吸引管。准备好监测设备。患者入手术室后核对患者基本信息，常规监测无创血压、血氧饱和度、呼吸、心电图，开放静脉通路。再次进行麻醉前评估。

3.子痫前期患者的主要病理生理改变

①高血压：血压升高（≥ 140/90 mmHg）是妊娠期高血压的临床表现特点。血压缓慢

升高时患者多无自觉症状，于体检时发现血压升高，或在精神紧张、情绪激动、劳累后，感头晕、头痛等；血压急骤升高时，患者可出现剧烈头痛、视力模糊、心悸气促，可引起心脑血管意外。重度子痫前期患者血压继续升高，出现严重高血压（≥ 160/110 mmHg）。

②蛋白尿：尿蛋白可随着血管痉挛的变化在每一天中有所变化。重度子痫前期患者的尿蛋白继续增加，出现大量蛋白尿，尿蛋白（+++ 及以上），或 24 小时尿蛋白 ≥ 5 g。

③水肿：可表现为显性水肿和隐性水肿。显性水肿多发生于踝部及下肢，也可表现为全身水肿。特点为休息后不消失，或突然出现，迅速波及全身甚至出现包括腹腔、胸腔、心包腔的浆膜腔积液。隐性水肿是指液体潴留于组织间隙，主要表现是体重的异常增加。

4. 子痫前期患者的麻醉管理

①孕妇为避免水钠潴留常采取限制食盐摄入（2 ～ 4 g/d）和液体入量（2500 mL/d），且大多应用脱水药物或利尿药物，故麻醉前往往存在不同程度的脱水、低钠血症和低血容量，麻醉时应加以纠正。

②孕妇往往已使用大量镇静解痉药物及降压、利尿药物。如硫酸镁、利血平、肼屈嗪和前列腺素。

③大多数患者已采用吩噻嗪类药物治疗。因此，麻醉前应了解用药时间和剂量，防止直立性低血压。麻醉中要密切观察血压的变化，注意对胎儿及母体的全身影响。

④对于重症先兆子痫或子痫孕产妇，在麻醉前、中或后都容易发生妊娠高血压性心脏病、左心衰竭致肺水肿、肾功能不全、电解质紊乱、脑出血、胎盘早剥致大出血、凝血功能障碍（如 DIC）及产后血液循环衰竭等严重并发症，可能与脱水、低钠血症、低血容量或产后腹压突然下降使回心血量骤减等因素有关。

⑤遇到已采用肝素治疗的患者，忌用硬膜外阻滞，以避免发生椎管内血肿压迫性截瘫，麻醉中应注意出血情况，并及时补血。

⑥麻醉中应力求患者安静，避免各种刺激，保证镇痛完善，预防血压骤升骤降，保证充分供氧，避免缺氧和 CO_2 蓄积，适当补充血容量，纠正酸碱失衡及电解质紊乱。

⑦血栓预防：患者大多有红细胞增多症、下腔静脉受腹部压迫及活动量减少，术后深静脉血栓及肺栓塞发病率增高。应积极预防，如采取早期进行下肢活动、低分子量肝素等措施。

参考文献

[1] 郭曲练，姚尚龙. 临床麻醉学. 4 版. 北京：人民卫生出版社，2016.

[2] 谢幸，孔北华，段涛. 妇产科学. 9 版. 北京：人民卫生出版社，2018.

21

HELLP 综合征患者的麻醉管理

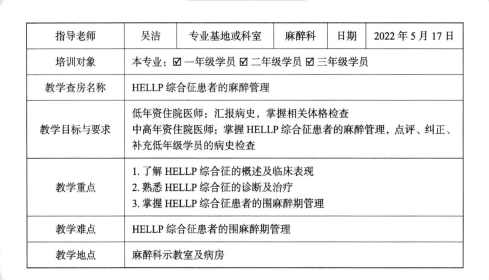

指导老师	吴洁	专业基地或科室	麻醉科	日期	2022 年 5 月 17 日
培训对象	本专业：☑ 一年级学员 ☑ 二年级学员 ☑ 三年级学员				
教学查房名称	HELLP 综合征患者的麻醉管理				
教学目标与要求	低年资住院医师：汇报病史，掌握相关体格检查 中高年资住院医师：掌握 HELLP 综合征患者的麻醉管理，点评、纠正、补充低年级学员的病史检查				
教学重点	1. 了解 HELLP 综合征的概述及临床表现 2. 熟悉 HELLP 综合征的诊断及治疗 3. 掌握 HELLP 综合征患者的围麻醉期管理				
教学难点	HELLP 综合征患者的围麻醉期管理				
教学地点	麻醉科示教室及病房				

【病历摘要】

患者，女性，34 岁。

主诉：孕 34^{+4} 周，发现血压升高 1 周，剑突下疼痛 1 天。

现病史：患者诉平素月经规则，末次月经 2020 年 6 月 5 日。定期产检（NT、无创 DNA、四维彩超）未见明显异常。孕 32 周开始出现双下肢水肿，自诉检测尿蛋白阴性（未见报告单），34 周开始出现脸部水肿，无头晕、头昏等不适，定期测血压，无升高。1 周前在当地产检测血压 137/85 mmHg，家属代诉血压增高至 140/90 mmHg 以上，血常规、肝功能无异常，尿液分析未见报告单。昨日因与丈夫发生口角，生气后突感胸闷、气喘、剑突下疼痛，遂前往当地医院产检，测得血压最高达 180/110 mmHg 以上，收入院治疗，已予以硫酸镁 5 g 静脉滴注，地塞米松 6 mg，2 次肌内注射促进胎肺成熟及口服硝苯地平降压等对症治疗。现门诊拟"孕 34^{+4} 周，G6P3，重度子痫前期"收入院。患者孕期精神、睡眠、食欲可，大小便正常。体重随孕期增加。

既往史：既往体健，否认高血压、糖尿病、心脏病等慢性疾病史；否认结核等传染病病史，有乙肝（小三阳）病史；2010 年剖宫产史；否认药物、食物过敏史；否认输血史；预防接种史不详。

专科要点：宫高 26 cm，腹围 93 cm，胎心 150 次 / 分，子宫轮廓清楚。无宫缩。头先露。骨盆外测量未及明显异常。常规消毒下内诊：拒诊。

实验室检查：血常规（五分类法）：血红蛋白 132 g/L，血小板计数 58×10^9/L；肝功能＋肾功能：白蛋白 29.56 g/L，直接胆红素 4.8 μmmol/L，谷丙转氨酶 75.46 U/L，谷草转氨酶 183.80 U/L；24 h 尿蛋白定量 15 769.76 mg；凝血四项 +D- 二聚体：D- 二聚体 8.6 mg/L，PT 11.1 秒，APTT 22.8 秒，纤维蛋白原浓度 2.81 g/L。

心电图：①窦性心律；② ST-T 改变。

诊断：① HELLP 综合征；②重度子痫前期；③孕 34^{+4} 周；④ G6P3。

主要治疗方案：解痉，降压，立即终止妊娠。

【教学查房实施过程】

（一）查房准备阶段（示教室）

1.教学查房参与成员相互介绍。

2.今天查房主要有采集病史、体格检查、沟通手术麻醉风险并指导患者签署知情同意书，由一年级学员主导，二、三年级学员补充，全程 0.5 小时完成，为患者查体后必须按照规定洗手，注意手卫生。

（二）临床信息采集阶段（床旁）

一年级学员 5 分钟内完成病史汇报。二、三年级学员做病史补充。

根据评估流程表及知情同意书让一年级学员独立完成信息采集及知情同意书的签署（每个学员根据发放的思维导图对患者的相关信息进行流程化询问）。

1.首先由一年级学员进行一般病史询问

（1）过敏史及药物不良反应史：询问是否清楚过敏原、过敏症状及缓解方式等。

（2）饮酒或吸食毒品：每天饮酒量、饮酒年限、近期是否戒酒；是否有酒精或毒品成瘾；是否长期使用安眠药等。

（3）家族史：有无恶性高热家族史、假性胆碱酯酶缺乏史和家族遗传疾病等病史。

（4）麻醉手术史：①已实施手术的种类、部位及术后恢复情况；②是否发生过气管插管困难、恶性高热、心搏骤停和过敏等严重不良事件；③术后是否发生恶心、呕吐和疼痛等并发症。

2. 继续由学员完成系统性疾病的评估，询问是否存在各大系统疾病。

3. 一年级学员自主指导患者配合麻醉：回答患者提出的关于麻醉的疑惑和问题，解除患者的焦虑和恐惧，取得患者的信任，运用通俗易懂的沟通方式，介绍麻醉方法和麻醉流程，并指导患者签署好麻醉知情同意书。

4. 二年级学员自主与外科手术医师沟通取得共识：包括外科手术类型、创伤程度、出血情况及对重要脏器功能的影响等，共同评估麻醉和手术风险，相互配合要点可通过电话进行沟通。

5. 三年级学员判定 ASA 分级，制定麻醉方案：麻醉方法、麻醉术前准备、麻醉中监测项目、术中关注点（出血量、输液量、尿量）、术后镇痛方案。

6. 指导老师做总结。

（三）病例讨论阶段（示教室）

1. 指导老师补充

（1）凝血功能评估：应重视血小板计数、纤维蛋白原定量、PT 和 APTT 检查。

（2）肝肾功能评估：监测转氨酶、血肌酐、尿素氮、白蛋白、尿常规，全面评估肝肾功能。

（3）肺功能评估：进行血气分析，监测血氧饱和度。对于重症患者，需了解有无心力衰竭、肺淤血及感染，必要时进行胸部 X 线片检查。重度子痫前期患者往往累及肺脏，存在不同情况的肺淤血或肺水肿。

（4）心功能评估：可根据代谢当量（metabolic equivalent，MET）对心功能储备状态分级。①优秀的功能状态，体能状态＞ 10 MET；②良好的功能状态，体能状态一般可处于 7 ～ 10 MET；③中等体能状态为 4 ～ 7 MET；④若体能状态＜ 4 MET，则提示患者体能状态差。

（5）脑血管功能评估：若患者嗜睡，应进行头颅 CT 检查，排除脑血管意外，必要时进行颅内压监测、脑电图监测、脑血流监测、脑供氧平衡监测。

（6）用药史：包括药物种类和剂量，最后一次应用镇痛药物和降压药物的时间，以掌握药物对母体及胎儿的作用和不良反应，便于选择麻醉方法及处理可能发生的不良反应。

2. 麻醉前准备及入手术室检查情况（学员汇报后指导老师补充）？

麻醉前准备包括麻醉药物、麻醉抢救药物、气管插管、麻醉机和监护仪的准备。麻醉药物包括全身麻醉诱导药物如丙泊酚、舒芬太尼、瑞芬太尼、罗库溴铵或顺式阿曲库铵等药物，血管活性药物如去甲肾上腺素、去氧肾上腺素、硝酸甘油。抢救药物包括肾上腺素等。患者入手术室后核对患者基本信息，常规监测无创血压、血氧饱和度、呼吸、心电图，开放静脉通路。麻醉前血压 165/101 mmHg，心率 110 次 / 分，脉搏血氧饱和度 96%，听诊双肺呼吸音粗，双下肢水肿，全身未见淤点、淤斑。

指导老师补充（学员准备是否遗漏，体检是否遗漏）：考虑患者血小板计数低，随着病情进展血小板计数可能进一步降低，行椎管内麻醉有硬膜外血肿风险，故选择全身麻醉。患者为孕产妇，应按饱胃状态处理，且孕妇食管下端括约肌张力降低，诱导及拔管过程中，易出现反流、误吸，可采取快速序贯诱导气管插管 + Sellick 手法。为及时观察患者血压变化，可考虑行桡动脉穿刺，动脉穿刺前需要行 Allen's 试验评估动脉侧支循环的情况。

3. 麻醉过程中注意事项

（1）麻醉诱导过程注意事项（学生口述，指导老师补充）

药物选择：全身麻醉用药是产科全身麻醉的关键点。全身麻醉用药包括药物种类选择、药物剂量控制、胎儿暴露于麻醉药物的时间等。控制 2 个时间点可有效减少药物对胎儿的影响：①麻醉诱导至胎儿娩出时间＜ 15 分钟；②子宫切开至胎儿娩出时间＜ 3 分钟。剖宫产全身麻醉药物常用丙泊酚、瑞芬太尼、肌肉松弛药物。

监测指标：有创血压、中心静脉压、心率、脉搏、血氧饱和度、麻醉深度、体温、潮气量、呼吸频率、气道阻力。

血流动力学要求：维持血流动力学的稳定。减少气管插管和手术切皮时产妇血流动力学的剧烈波动，从而降低心脑血管并发症的风险。

（2）麻醉管理注意事项

全身麻醉药物的选择：胎盘膜和血 – 脑脊液屏障一样都是脂质屏障，由磷脂构成，具有蛋白质性质。凡脂溶性高、分子量小、电离度小的物质均易通过胎盘。绝大多数麻醉药物都能以被动扩散的方式通过胎盘。很多因素都可影响药物的扩散速度，包括胎盘两侧的药物浓度差、膜的厚度及扩散面积、子宫及脐静脉的血流速度；药物因素包括分子量的大小、高脂溶性、低蛋白结合率、低离解度都是药物容易透过胎盘屏障的因素。几乎所有的麻醉、镇痛、镇静药物都能迅速通过胎盘。而对于神经肌肉阻滞药物，包括去极化和非去极化肌肉松弛药物，都因低脂溶性、大分子或高离解度而不易通过胎盘，因此对胎儿影响不大。瑞芬太尼：是一种作用强的短效 μ 阿片类受体激动剂，其在血液中被非特异性酯酶代谢。瑞芬太尼在血浆中代谢迅速，时量相关半衰期为 3 ～ 5 分钟，持续使用无蓄积效应。临床研究表明，瑞芬太尼可对产妇提供良好的镇痛效果，同时对胎儿无明显的不良反应。丙泊酚为静脉麻醉药物，催眠效能较硫喷妥钠强1.8倍。起效快，维持时间短，苏醒迅速。该药可透过胎盘，大剂量使用（用量＞2.5 mg/kg）可抑制新生儿呼吸。该药说明书强调：妊娠期丙泊酚除用于终止妊娠外，不宜用于产科麻醉。但也有报道指出，丙泊酚用于剖宫产有许多优点，患者迅速苏醒，并未引起新生儿长时间抑制。肌肉松弛剂在临床剂量下，无论是去极化肌肉松弛药物还是非去极化肌肉松弛药物，都可安全用于产科麻醉，对胎儿几乎没有影响。

术中进行有创监测：该产妇最后一次检测血小板计数为$44×10^9$/L，为了预防术中可能出现大量出血，极有必要进行有创监测，做到提前抢救，以防发生危险。进行有创动脉血压监测可及时发现血压波动，以便及时进行处理。中心静脉压监测仅在少尿、肺水肿和怀疑心脏病变时应用。伴有肝功能障碍的患者应进行血糖监测，以防发生低血糖。

血压控制：对于重度HDP并发HELLP综合征的患者，控制血压是较为关键的环节。降压的目的是预防心脑血管意外和胎盘早剥等严重母胎并发症。收缩压＞160 mmHg和（或）舒张压＞110 mmHg的高血压患者应进行降压治疗。降低血压的目标为收缩压140～150 mmHg，舒张压90～100 mmHg。如患者并发器官功能损伤，收缩压应控制在130～139 mmHg，舒张压应控制在80～89 mmHg。降压过程应力求平稳，不可波动过大，且血压不可低于130/80 mmHg，以保证子宫胎盘血流灌注。如出现严重高血压，或急性左心功能衰竭时，需要紧急降压，降压幅度以平均动脉压的10%～25%为宜。

（3）术后管理注意事项：①局部麻醉：切口浸润、腹横平面及腰方肌阻滞；②静脉镇痛：适量阿片类药物，辅以非甾体抗炎药物、止吐药物。

（4）与恢复室交班关注重点：为预防反流、误吸，待患者完全清醒、喉反射恢复后方可拔管，若患者出现苏醒延迟需考虑：①镁中毒；②镁离子与肌肉松弛药物协同作用；③二氧化碳麻醉；④肌肉松弛药物使用剂量过大；⑤酸中毒；⑥肾功能不全；⑦麻醉药物代谢缓慢；⑧脑血管意外。

4. 安排住院医师归纳与总结：由于本病多为紧急手术，应按饱胃处理。注意维持血流动力学稳定，尤其要避免高血压和低血压。要注意围手术期应用的镁剂与肌肉松弛药物的相互影响，尤其要注意有无DIC。本病胎儿死亡率较高，要注意术中麻醉深度稳定和麻醉药物用量适宜。

5. 指导老师补充麻醉注意要点：孕妇上呼吸道水肿的发生率增加，子痫前期患者呼吸道水肿的发生率则进一步升高，偶尔可导致呼吸道梗阻、气管插管困难和插管失败率增加。因此，产妇的全身麻醉插管应由经验丰富的麻醉医师来操作，并备好解决气道困难的各种器具，以规避风险。妊娠期假声带水肿减小了声门开口的大小，若孕妇使用较大型号的气管导管，可能会造成损伤，并有可能造成气管插管失败。故气管插管时，应选用 6 ～ 7 mm 较小型号的气管导管。

参考文献

[1]　郭曲练，姚尚龙. 临床麻醉学. 4 版. 北京：人民卫生出版社，2016.

[2]　邓小明，姚尚龙，于布为，等. 现代麻醉学. 4 版. 北京：人民卫生出版社，2014.

[3]　米勒. 米勒麻醉学. 邓小明，黄宇光，李文志，译. 9 版. 北京：北京大学医学出版社，2021.

22
巨大颈部肿块患者的麻醉管理

指导老师	连芳	专业基地或科室	麻醉科	日期	2022 年 4 月 8 日
培训对象	本专业：☑ 一年级学员 ☑ 二年级学员 ☑ 三年级学员				
教学查房名称	巨大颈部肿块患者的麻醉管理				
教学目标与要求	低年资住院医师：掌握巨大颈部肿块患者的麻醉前评估 中高年资住院医师：掌握巨大颈部肿块患者的麻醉处理原则				
教学重点	巨大颈部肿块患者的麻醉前评估				
教学难点	巨大颈部肿块患者的围手术期麻醉处理原则				
教学地点	麻醉科会议室				

【病历摘要】

患者，女性，80 岁。

主诉：颈部肿块反复增大 40 余年。

现病史：患者诉 40 年前无意中发现颈前出现一肿块，否认肿块出现红肿、疼痛，否认发热，否认头痛、头晕，否认胸闷、气促、呼吸困难，否认双手颤动等不适，予以膏药外敷，肿块逐渐消退，后未行特殊处理。2014 年开始颈前肿块逐渐增大，症状同前，未行特殊处理。2019 年因颈前肿块多次前往广州行甲状腺结节消融治疗，术后颈前肿块明显消退，但仍可触及。2020 年 3 月因感呼吸不畅，再次行消融治疗，效果不佳，并手术切口破溃。2 天前因活动后突发呼吸困难前往我院急诊科，予以吸氧、护胃等对症治疗，现呼吸困难症状缓解，患者自诉起病以来精神可，睡眠、饮食稍差，大小便正常，体重无明显减轻。

既往史：患者既往身体一般。否认高血压、糖尿病、冠心病、肾病病史。否认肝炎、结核病史。否认手术、外伤及输血史。对头孢、氨苄西林、左氧氟沙星过敏。

实验室检查：BNP 781.42 pg/mL；C 反应蛋白 107 ng/L；总钙 1.97 mmol/L，降钙素 1.10 ng/L；白细胞计数 17.87×10^9/L，红细胞计数 3.12×10^{12}/L，血红蛋白 92 g/L；FT_3 0.99 pg/mL，FT_4 0.76 ng/dL。

辅助检查：CT 示右侧颈部见形态不规则状巨大软组织影，大小约 60 mm × 70 mm，密度不均匀，边缘欠清。推压并包绕气管，与气管壁境界不清，并突入气管腔内，伴气管管腔狭窄，以 $C_7 \sim T_1$ 平面管腔最窄，管腔大小约 4.3 mm × 9.4 mm，肿块推压食管并管腔狭窄，局部与食管壁境界欠清。肿块上达右侧咽旁间隙，下达胸廓入口。双肺见斑片、结节状密度增高影。心电图示 ST 段改变。超声示右心房黏液瘤，59 mm × 23 mm，三尖瓣中度反流，中度肺动脉高压，二尖瓣微量反流，左心室舒张功能减退。右侧肌间静脉局部血栓形成并完全梗阻。

【教学查房实施过程】

（一）查房准备阶段（示教室）

1.教学查房成员互相介绍。

2.主管麻醉住院医师汇报病史。

（二）临床信息采集阶段（床旁）

麻醉前评估的内容包括获取患者相关病史、体格检查、实验室检查、拟行手术方式，应按照麻醉前评估的基本流程对该患者进行访视。

（1）病史：现病史、药物治疗、过敏史和药物反应、麻醉史、家族史、个人史及习惯。

（2）各系统回顾：心血管系统、呼吸系统、内分泌系统、胃肠道系统、肌肉骨骼系统、产科／妇科、血液系统。

（3）体格检查：生命体征、身高、体重、头颈部、心前区听诊、肺脏、腹部、四肢、背部，以及麻醉学专科检查、气道检查、心功能评估、肺功能评估，特别是气道评估。

（4）实验室检查：血液学、血生化、心电图、胸部影像学、肺功能等。

指导老师提出：该患者高龄，右心房黏液瘤，长期缺氧，需仔细评估心肺功能，了解术前心肺储备能力。术前需询问患者有无晕厥病史，有无缓解症状的体位。有无心力衰竭病史，诱因和治疗过程。嘱患者卧床休息，不随意变换体位，不做剧烈运动。

气道管理也是该患者麻醉的难点，需要通过研读颈部 CT 和三维重建，获得以下数据：患者气管偏移度、气管受压变形的起止和长度、气管最狭窄处的管腔面积和位置，以此来初步确定气管导管的管径，导管长度是否能完全通过气管的狭窄段。

因为肿瘤包绕了气管、食管，并有侵犯气管的可能性，周围的血管和神经也被波及，边界不清，需与外科医生沟通，明确手术方式、手术范围、术中出血量、术后治疗方案。

因患者还有右心房黏液瘤，术前应请心外科医生会诊，做好术中体外循环开胸手术的准备。

（三）病例讨论阶段（示教室）

1. 学员提出麻醉方案：选择气管插管全身麻醉，主要是气道管理，可能存在困难气道导致插管失败。

指导老师补充：综合术前访视获取的资料，可以拟定该患者的麻醉方式，完善术前准备工作，制定包含整个围手术期的麻醉方案。

（1）ASA 分级：患者病情危重，ASA 分级Ⅳ级。

（2）气道管理：术前评估为困难气道，气道狭窄处位于声门以下，CT 显示最狭窄处位于 $C_7 \sim T_1$ 平面，仅 4.3 mm×9.4 mm，且肿瘤突入管腔，需准备内径 5.0～6.5 mm 的各种型号气管导管，拟先选择 6.5 mm 气管导管，由纤维支气管镜引导进行清醒插管。若在纤维支气管镜直视下观察管腔过窄，导管无法通过时再更换其他型号的气管导管。插管过程需轻柔，勿擦伤肿瘤导致出血。

（3）监测：肿瘤包绕气管、食道和血管，手术难度极大，不排除大出血的可能。右心房黏液瘤还有导致循环受阻、心力衰竭的可能，除常规监测外还需监测动脉压、中心静脉压、体温等，为抢救做好准备。

（4）麻醉方式：充分表皮麻醉后在纤维支气管镜引导下行清醒气管插管，插管后迅速进行全身麻醉。

2. 麻醉诱导过程注意事项

住院医师提出：插管后快速静脉诱导，先用丙泊酚使患者迅速进入镇静状态，然后将其余诱导药物序贯注射。

药物选择：选择对血流影响较小的药物。常规诱导药物有咪达唑仑、顺式阿曲库铵、舒芬太尼、依托咪酯。

监测指标：有创血压、中心静脉压、心率、脉搏、血氧饱和度、麻醉深度、体温、潮气量、呼吸频率、呼气末 CO_2 分压、气道阻力。

血流动力学要求：维持血流动力学的稳定。充分表皮麻醉，满足插管所需的麻醉深度，避免因插管刺激引起血压、心率的巨大波动。准备好血管活性药物应对血压的变化，如去氧肾上腺素、麻黄碱、艾司洛尔、硝酸甘油等。

指导老师补充：肌肉松弛药物建议使用罗库溴铵，起效迅速，手术室也可备有特效拮抗剂舒更葡糖钠，需要时可以立即使用。

3. 麻醉管理注意事项

住院医师汇报：患者右心房内有一黏液瘤，随心脏搏动在心房、心室内移动，极有可能卡在三尖瓣上。应避免血压和心率波动，严密监测心率、血压、中心静脉压的变化，及早发现黏液瘤变化并给予处理，尽快建立体外循环。

指导老师补充：表面麻醉需充分，待右美托咪啶起效后再行插管，避免患者呛咳与血流动力学波动导致黏液瘤破裂或卡顿。

维持一定的麻醉深度，保持 BIS 在 40～60。维持血流动力学稳定，防止低体温。纠正凝血功能障碍。调节水电解质平衡，保障机体内环境稳定。

4. 与恢复室交班时的关注重点

（1）患者的姓名、年龄、术前简要相关病史、麻醉方式及麻醉中情况、手术方法及手术中的意外情况等。

（2）麻醉期间所用的药物，包括麻醉前抗生素用药、麻醉诱导和维持用药、肌肉松弛药物和逆转药物、术后镇痛药物配方及血管活性药物等。

（3）麻醉时与手术中患者的生命体征（血压、心电图、脉搏血氧饱和度、呼吸、尿量和体温等），有无险情或重大病情变化，如困难气道、血流动力学不稳定或心电图异常变化等。

（4）何时接受治疗，效果如何。

（5）手术中液体平衡情况，包括输液量和种类、尿量、出血量与输血量等。

（6）各种导管情况，如外周动静脉穿刺导管、中心静脉导管、气管导管、导尿管、胸腔或腹腔引流管、胃肠道减压管等。

（7）估计手术麻醉后可能发生的并发症及其他有必要交接的内容。

重点交代右心房黏液瘤的风险及气管软化塌陷的可能，要求苏醒平稳，避免血压心率波动太大，建议继续泵注右美托咪啶，待患者完全清醒，外科医生评估气管条件后方考虑拔管，做好重新插管或者气管切开的准备。

5. 术后管理注意事项

静脉镇痛：以阿片类药物为主，辅以非甾体抗炎药物、止吐药物。

最后指导老师提问（如可能出现的不良反应及处理等），住院医师查房结束后查资料并整理以加深理解。

①若术中探查时确认气管环软化，术后气道管理应如何进行？

②若肿瘤无法完全切除，气道梗阻无法解除，术后气道管理应如何进行？

参考文献

[1] 郭曲练，姚尚龙 . 临床麻醉学 . 4 版 . 北京：人民卫生出版社，2016.

[2] 刘润田 . 脊柱外科学 . 上海：上海第二军医大学出版社，2009.

23

心房颤动患者的麻醉管理

指导老师	肖凡	专业基地或科室	麻醉科	日期	2022年5月
培训对象	本专业：□ 一年级学员 ☑ 二年级学员 ☑ 三年级学员				
教学查房名称	心房颤动患者的麻醉管理				
教学目标与要求	中高年资住院医师：掌握心房颤动患者的麻醉前评估要点及麻醉管理要点				
教学重点	1. 心房颤动患者的麻醉前评估要点 2. 心房颤动患者的抗凝管理、术中监测及麻醉管理要点 3. 心房颤动患者的围手术期快速心房颤动的预防				
教学难点	1. 心房颤动患者的麻醉前评估要点 2. 心房颤动患者的抗凝管理、术中监测及麻醉管理要点				
教学地点	麻醉科示教室				

【病历摘要】

患者，女性，64岁。

主诉：中上腹反复疼痛1年，再发伴加重2周。

现病史：自诉1年前进食后出现中上腹疼痛，于当地医院被诊断为"胆囊结石伴胆囊炎"，未进一步治疗，近2个月来中上腹疼痛反复发作，伴有恶心、呕吐，无畏寒、发热，无皮肤、巩膜黄染，予以抗炎、补液等对症治疗后症状缓解。现为进一步治疗，门诊拟"胆囊结石伴慢性胆囊炎"收入院。自患病以来，神志清，精神可，纳差，睡眠一般，大小便正常，体重无明显变化。

既往史：既往心房颤动病史1年，未规律服药，否认高血压、糖尿病等其他慢性疾病史；否认结核等传染病病史，有乙肝（小三阳）病史；否认手术及输血史；否认药物、食物过敏史；预防接种史不详。

体格检查：身高 156 cm，体重 49 kg，体温 37.0 ℃，心率 85 次 / 分，呼吸 15 次 / 分，血压 130/80 mmHg，血氧饱和度 97%。神志清，精神可，对答切题，检查合作。心前区无异常隆起或凹陷，心前区未及异常震颤及心包摩擦感，叩诊心界无异常，心律绝对不齐，未及心脏杂音及心包摩擦音。自述平时生活自理，评估 NYHA Ⅱ 级，体能状态＞ 4 MET。腹部无异常隆起或凹陷，无皮肤淤点、淤斑或色素沉着，全腹软，中上腹轻压痛，无反跳痛，未触及肿块，肝脾肋下未及，Murphy 征（±），无移动性浊音，肠鸣音正常，4 次 / 分。

实验室和影像学检查如下。心电图：心房颤动，心率 85 次 / 分，心律不齐。心脏超声：左室射血分数 58%，轻度二尖瓣关闭不全，三尖瓣轻度关闭不全，左心室收缩功能减退。胸部 X 线片：两肺未见活动性病变，心脏形态大小未见异常。腹部 B 超：胆囊内见多枚强回声，直径约 18 mm，其后伴声影，考虑胆囊炎，胆囊明显肿大，胆囊结石，胆汁淤积。肝肾功能：白蛋白 28 g/L，肌酐 54 μmol/L，余未见明显异常。电解质：血钾 3.34 mmol/L，术前予以静脉补钾 1 g。

诊断：①胆囊结石伴慢性胆囊炎；②胆总管结石；③阵发性心房颤动。

诊疗计划：择期全身麻醉下行腹腔镜胆囊切除＋胆道探查术。

【教学查房实施过程】

（一）查房准备阶段（示教室）

1. 指导老师的准备

（1）确定本次教学查房的对象：肝胆外科 X 床患者，X 女士。

（2）查房前已事先和患者沟通并取得同意。

（3）提醒学生注意：保持安静，动作轻柔，体现人文关怀、爱伤观念，充分保护患者隐私，标准预防，接触患者前后注意手卫生。

2. 学生的准备

（1）准备病例汇报所需的材料。

（2）准备好术前评估所需的检查工具。

（3）复习与疾病相关的知识点。

（二）临床信息采集阶段（床旁）

1. 了解患者一般情况、既往病史、手术麻醉史、过敏史、有无合并心脏病（冠心病、瓣膜病、传导系统疾病）等。

2. 详细询问心房颤动病史、严重程度、药物治疗史。

3. 患者有无脑梗死病史？心力衰竭史？心律失常史？出血史？

4. 肺功能评估：进行血气分析，监测 SpO_2，对于重症患者，需了解有无心力衰竭、肺淤血及感染，必要时进行胸部 X 线片检查。

5. 心功能评估：可根据 MET 对心功能储备状态分级。①优秀的功能状态，体能状态＞10 MET；②良好的功能状态，体能状态一般为 7～10 MET；③中等体能状态为 4～7 MET；④若体能状态＜4 MET，则提示患者体能状态差。

6. 用药史：患者是否规律服用抗凝药物，有无规律监测 INR 等凝血功能，入院后是否进行桥接治疗。

7. 术前检查：动态心电图、心脏彩超及生化检查等有无异常。

（三）病例讨论阶段（示教室）

1. 该患者心房颤动病史多年，围手术期除了常规的术前评估之外，还有哪些方面需要着重评估（二年级学员）？

对于心房颤动患者，除常规的术前评估之外，应着重评估围手术期心房颤动相关风险及其预防策略，包括：①鉴别心房颤动类型，区分是阵发性心房颤动还是持续性心房颤动；②查阅患者的用药列表，注意患者正在服用的控制心率药物、抗心律失常药物、抗凝药物或抗血小板药物；③依据运动耐量、心脏彩超、心功能分级评估心功能；④鉴别合并症，如高血压、冠心病、糖尿病等；⑤评估血栓风险。

2. 该患者之前未规律服药，近 3 个月口服华法林治疗，那么围手术期该怎样调整用药（三年级学员）？

华法林是临床最常用的抗凝治疗药物，在围手术期是否需要停药桥接低分子量肝素，应根据患者及手术的具体情况个体化选择。

①围手术期可以不考虑桥接的情况有：既往无缺血性卒中、脑缺血或外周动脉栓塞；脑卒中评分为 5～6 分或既往有缺血性卒中病史，或 3 个月前发生外周动脉栓塞，但经评估患者出血风险较高。

②围手术期建议桥接的情况有：脑卒中评分为 5～6 分或既往有缺血性卒中、脑缺血，或 3 个月前发生外周动脉栓塞，但经评估患者出血风险较低；脑卒中评分为 7～9 分或 3 个月内发生缺血性卒中、脑缺血或外周动脉栓塞。

3. 该患者的麻醉前准备及术中麻醉管理要点？

麻醉前准备包括麻醉药物、麻醉抢救药物、气管插管、麻醉机和监护仪的准备。麻醉药物包括全身麻醉诱导药物、血管活性药物如胺碘酮、地高辛、去氧肾上腺素、硝酸甘油及肾上腺素等。患者入手术室后核对患者基本信息，常规监测无创血压、血氧饱和度、呼吸、心电图，开放静脉通路。麻醉前血压 145/75 mmHg，心率 86 次 / 分，脉搏血氧饱和度 96%。术中严密监测有创血压、心率、脉搏、血氧饱和度、麻醉深度、体温、潮气量及血气分析等。

血流动力学要求：维持血流动力学的稳定。减少气管插管和手术切皮时的应激反应，从而降低诱发急性心房颤动发生的风险。

指导老师补充：考虑患者术前合并阵发性心房颤动，平时未规律服药治疗，随着手术进展围手术期可能诱发急性心房颤动的发生。为及时观察患者血压变化，可考虑行桡动脉穿刺，术中尽量维持血流动力学平稳、心肌氧供与氧耗平衡、内环境稳定及适当的麻醉深度，避免急性心房颤动的发生。

4. 对该心房颤动患者的术中心率管理有什么要求？

心房颤动的术中管理，首先不能忽视对危险因素与合并疾病的管理；而针对心房颤动的管理手段包括心室率控制和节律控制。

（1）心室率控制：心室率控制是心房颤动管理的主要策略，也是心房颤动治疗的基本目标。较为宽松的心室率控制目标为静息心率＜ 110 次 / 分；严格的心室率控制目标为静息心率＜ 80 次 / 分。常用控制药物有 β 受体阻滞剂、非二氢砒啶类钙通道阻滞剂（维拉帕米和地尔硫草）、洋地黄类药物（地高辛和去乙酰毛花苷）、其他抗心律失常药物（如胺碘酮）。

（2）节律控制：节律控制是指尝试恢复并维持窦性心律，在适当抗凝和心室率控制的基础上进行心脏复律、抗心律失常治疗。节律控制的适应证为经充分心室率控制治疗后仍有症状、心室率不易控制的心房颤动、年轻患者、心动过速性心肌病、初发心房颤动、患者有意愿进行节律控制。

药物复律和电复律是两种常用的治疗方法，血流动力学稳定的新发心房颤动（持续时间在 1 周内）患者，药物复律优于电复律；伴有血流动力学障碍的心房颤动患者，首选电复律。

5. 该患者需要的麻醉监测项目有哪些？

常规监测：心电图、脉搏血氧饱和度、有创血压、中心静脉压、体温、呼吸频率 / 节律、尿量等。

此外，还应监测吸入氧浓度、呼气末 CO_2 分压、气道压力、潮气量、血气分析等。

如具备监测条件，可监测麻醉镇静深度与术中肌肉松弛状态。

6. 此类患者，围手术期需警惕快速心房颤动的发生，那么引起围手术期快速心房颤动的原因有哪些?

可纠正的危险因素包括高血压、心肌缺血、心力衰竭、肥胖、阻塞性睡眠呼吸暂停综合征、嗜烟酒、甲状腺功能亢进、脉压增大、二尖瓣反流、左心室肥大、左心室壁增厚、电解质和酸碱平衡紊乱等。

难以纠正的危险因素包括高龄、种族、家族史、基因突变、男性、心律失常病史。

参考文献

[1] 米勒.米勒麻醉学.邓小明,黄宇光,李文志,译.9版.北京:北京大学医学出版社,2021.

[2] 郭曲练,姚尚龙.临床麻醉学.4版.北京:人民卫生出版社,2016.

24
围手术期凝血功能障碍患者的麻醉管理

指导老师	李昌	专业基地或科室	麻醉科	日期	2022 年 6 月 17 日
培训对象	本专业：☑ 一年级学员 ☑ 二年级学员 ☑ 三年级学员				
教学查房名称	围手术期凝血功能障碍患者的麻醉管理				
教学目标与要求	低年资住院医师：掌握围手术期凝血功能障碍患者术前访视和术前评估的重要意义及基本内容 中高年资住院医师：根据访视结果评估 ASA 分级标准并决定麻醉方案				
教学重点	1. 围手术期凝血功能障碍的种类 2. 围手术期凝血功能障碍的诊断 3. 围手术期凝血功能障碍的处理				
教学难点	围手术期凝血功能的桥接处理及围手术期静脉血栓栓塞症的防治				
教学地点	麻醉科会议室				

【病历摘要】

患者，男性，75 岁。

主诉：咳嗽 1 个月，加重伴胸闷、气短 5 天。

现病史：患者于 1 个月前无明显诱因出现咳嗽，无痰，无胸闷、胸痛，近 5 天来咳嗽加重，且伴胸闷、气短，活动后加重，无胸痛、咯血，无发热，于 2021 年 1 月 2 日至宜丰县某医院就诊，行胸部 CT 示左肺上叶肺癌并阻塞性肺炎可能性大，左侧少量胸腔积液。现患者为进一步治疗，特来我院就诊，门诊拟"肺肿块"收入院。患者自起病以来，精神、饮食尚可，大小便正常，近期体重未见明显变化。

既往史：患者既往有高血压 20 余年，口服硝苯地平治疗，血压控制在 140/76 mmHg

左右。COPD 病史 10 余年。糖尿病病史 5 年，口服二甲双胍治疗。冠心病病史 1 年，6 个月前行 PCI 手术，目前口服硫酸氢氯吡格雷和阿司匹林。否认肾病病史。否认肝炎、结核病史。否认其他疾病史。否认外伤及输血史。否认药物、食物过敏史。

体格检查：神志清，精神可，心律齐，左肺呼吸音减弱，腹平软、无压痛及反跳痛，双下肢无水肿。

实验室检查：血常规（五分类法）示血红蛋白 124 g/L，血小板计数 181×10^9/L，白细胞计数 8.38×10^9/L。生化检查：白蛋白 41.6 g/L，谷草转氨酶 25.74 U/L，直接胆红素 6.54 μmol/L，碱性磷酸酶 286.13 U/L，肌酐 98.82 μmol/L，胱抑素 C 1.95 mg/L，葡萄糖 5.88 mmol/L；糖化血红蛋白 6.5%；B 型脑钠肽 82.18 pg/mL；超敏肌钙蛋白 0.06 ng/mL。凝血检查：PT 15.2 秒，APTT 42.33 秒，INR 1.21，TT 28 秒，凝血酶原活动度 140%。

辅助检查：心电图示窦性心律；Ⅱ、Ⅲ、aVF 导联异常 Q 波。胸部 CT：左肺舌段软组织占位并肺门纵隔淋巴结肿大，考虑肺癌可能，请结合组织学检查结果；两肺多发小结节，建议定期复查；左侧胸腔积液，心包少量积液。肺功能检查：①最大通气量占预计通气量的 50.6%，为中度肺功能减退；②中重度混合型通气功能障碍（以阻塞为主）。心脏彩超：左心房稍大，主动脉瓣局部钙化并中度反流。二尖瓣、三尖瓣中度反流；左心室舒张功能减退；左室射血分数 55%；心包少量积液。颅脑 MRI 平扫 + 增强扫描：①老年性脑改变，脑内多发缺血灶；②左基底节区陈旧腔隙性梗死；③颅脑 MRI 增强扫描未见明显异常强化，随诊；④右侧中耳乳突炎。

诊断：①肺癌；②冠心病（PCI 术后）；③高血压 3 级（极高危）；④糖尿病；⑤ COPD。

【教学查房实施过程】

（一）查房准备阶段（示教室）

教学查房成员互相介绍。

1. 主持教学查房医师准备

（1）病例准备：选择典型的围手术期凝血功能障碍患者行手术治疗，完善相关检查，并与患者及其家属充分交流和沟通，得到患者及家属的理解和配合。

（2）教学准备：通知学员熟悉患者病情及术前检查结果。

（3）教案准备：熟悉患者病历，准备好教学内容、方法、重点、难点、目标、讨论的问题和参考文献。

2. 学员准备

（1）一、二年级学员：熟悉病例的基本情况，掌握麻醉术前访视基本内容。通过复习基础理论知识，结合患者特点，提出相关问题，在查房时讨论。

（2）三年级学员：查阅相关文献，熟悉该疾病最近的进展及麻醉方式的选择。掌握凝血功能监测及纠正处理、血液保护技术。

（二）临床信息采集阶段（床旁）

一年级学员 5 分钟内完成病史汇报，三年级学员做病史补充。

根据评估流程表及知情同意书让一年级学员独立完成信息采集及知情同意书的签署（每个学员根据发放的思维导图对患者的相关信息进行流程化询问）。

1. 心功能评估：患者既往冠心病病史 1 年，6 个月前行 PCI 手术。心电图示窦性心律；Ⅱ、Ⅲ、aVF 导联异常 Q 波。心脏彩超：左心房稍大，主动脉瓣局部钙化并中度反流。二尖瓣、三尖瓣中度反流；左心室舒张功能减退；左室射血分数 55%；心包少量积液。患者有基础心脏病，围手术期发生心脏并发症的可能性大，术前需严格行心功能评估。心脏功能的临床评估方法有以下几种。①体力活动试验：根据患者在日常活动后的表现，评估心脏功能；②屏气试验：患者安静 5～10 分钟后，嘱深吸气后屏气，计算其最长的屏气时间，超过 30 秒者表示心脏功能正常；20 秒以下者表示心脏代偿功能低下，对麻醉耐受力差。

2. 肺功能评估：患者既往 COPD 病史 10 余年，肺功能检查：①肺通气功能中度减退，中重度混合型通气功能障碍（以阻塞为主）。术前需了解患者的日常活动能力，是否有活动后气喘，严重程度如何。注意心脏病同样也可发生呼吸困难，需加以鉴别。查阅是否完善动脉血气分析，若没有，在术前访视时可进行呼吸功能的简易测定，主要方法有屏气试验、吹蜡烛试验、吹火柴试验。

3. 脑功能评估：患者有高血压、糖尿病病史，颅脑 MRI 平扫＋增强扫描：①老年性脑改变，脑内多发缺血灶；②左基底节区陈旧腔隙性梗死。患者神经系统呈退行性改变，储备功能降低，对麻醉药物的敏感性增加，发生围手术期谵妄和术后认知功能下降甚至脑血管意外的风险较高。术中应加强脑功能监测并判断术中神经系统功能。

4. 肝肾功能评估：老年人肝重量减轻，肝细胞数量减少，肝血流量减少，肝体积缩小（肝功能损害，合成蛋白质能力降低，药物代谢能力下降，凝血机制异常）；肾组织萎缩、重量减轻，肾单位数量下降（肾小球滤过率降低，肾浓缩功能减退，储水的能力下降；经肾清除麻醉药及其代谢产物消除半衰期延长；易致暂时性肾功能减退）。

5. 凝血功能评估：患者冠心病病史 1 年，6 个月前行 PCI 手术，目前口服硫酸氢氯吡格雷和阿司匹林双抗治疗，停用抗凝药物应当慎重；术前凝血功能检查，有助于评估患者凝血功能状态，指导术前药物的使用。

6. 内分泌功能评估：患者既往糖尿病病史 5 年，口服二甲双胍治疗。老年人糖耐量降低，术前应常规检查血糖水平：应注意评估其血糖控制是否稳定、对降糖药物的敏感性、是否合并心血管疾病、周围神经病变程度及认知功能状态等情况。

7. 用药史：患者目前服用降压药物、降糖药物及硫酸氢氯吡格雷和阿司匹林双抗治疗。应了解用药时间和用量，有无特殊反应；明确哪些药物与麻醉药物之间可能存在相互不良作用。据此，决定术前是否需要继续使用或停止用药。

抗凝药物停用与否应当根据疾病状态权衡处理。口服双重抗血小板药物的术前评估需根据以下 3 个方面进行：①病史、症状和体征；②支架内血栓形成的风险：支架的类型，放置支架的时间；③外科手术出血的风险。

2016 年 ACC/AHA 指南指出，在冠状动脉支架植入术后服用双抗药物的患者，行外科手术且需要停用抗血小板药物时，应继续予阿司匹林治疗，并尽早恢复口服另一个 P2Y12 抑制剂。

针对择期手术：等待 DES 放置＞ 12 个月时再手术。若出血风险小，则在服用双抗药物的基础上行非心脏手术；若出血风险大，则继续服用阿司匹林，停用硫酸氢氯吡格雷 5 ～ 7 天。进行特殊类型手术时，如神经外科、眼底手术、前列腺手术和脊柱手术等，停用阿司匹林。

针对限期手术（推迟外科手术风险大）：若出血风险小，则在口服双抗药物的基础上实施手术；若出血风险大，则尽可能推迟手术至放置 DES 后＞ 6 个月。至少应推迟至放置 DES 后＞ 3 个月，继续服用阿司匹林，停用硫酸氢氯吡格雷 5 ～ 7 天。进行特殊类型手术时，如神经外科、眼底手术、前列腺手术和脊柱手术等，建议停用阿司匹林。

然后，由三年级学员判定 ASA 分级，制定麻醉方案：麻醉方法、麻醉术前准备、麻醉中监测项目、术中关注点（出血量、输液量、尿量）、术后镇痛方案。

最后由指导老师做总结。

（三）病例讨论阶段（示教室）

1. 病史关注点的补充

（1）该患者年龄较大，体温调节功能减退，术中还应常规监测体温。

（2）患者 COPD 病史 10 余年，肺通气功能中度减退，中重度混合型通气功能障碍（以阻塞为主），且术中需单肺通气，应常规监测呼气末 CO_2 分压，实时调整呼吸参数。

（3）患者有高血压、糖尿病病史，颅脑 MRI 平扫＋增强扫描：①老年脑改变，脑内多发缺血灶；②左基底节区陈旧腔隙性梗死。术中应做好麻醉深度监测，根据麻醉深度监测指导合理麻醉用药。

（4）阿司匹林和硫酸氢氯吡格雷均为抗血小板药物，阿司匹林是环氧合酶抑制剂，其不可逆性地抑制COX，从而抑制血小板血栓素A2的生成并抑制TXA2诱导的血小板聚集，血小板在其生存期内（7～10天）时，其功能始终处于抑制状态，直至有新产生的血小板，才能够维持COX功能正常。硫酸氢氯吡格雷是ADP受体抑制剂，通过选择性地抑制ADP与其血小板P2Y12受体的结合及继发的ADP介导的糖蛋白GPⅡb/Ⅲa复合物的活化，因此不可逆性地抑制血小板聚集，其较阿司匹林延长出血时间，服药期间可能发生紫癜、鼻衄甚至严重出血。处理此类患者应该谨慎，建议术前5～7天停药。

ADP受体抑制剂常与阿司匹林一起用于冠状动脉支架植入术后的治疗，称为双联抗血小板治疗。根据支架类型决定抗凝药物治疗方案，冠状动脉金属裸支架需双联抗血小板治疗4周，药物洗脱支架需双联抗血小板治疗6～12个月。

该患者6个月前放置DES，目前停用双联抗血小板治疗有较大的支架内血栓形成风险，需要和外科医师讨论手术方案及出血风险，该患者手术出血风险大，继续服用阿司匹林，术前5天停用硫酸氢氯吡格雷，术后尽早恢复口服硫酸氢氯吡格雷。

2. 麻醉管理注意事项

药物选择：胸腔镜下肺叶切除术需行双腔气管插管塌肺处理，麻醉需要充足的镇痛和满意的肌肉松弛。患者神经系统呈退行性改变，对麻醉药物的敏感性增加，发生围手术期谵妄和术后认知功能下降甚至脑血管意外的风险较高，应避免使用影响神经递质的药物如抗胆碱药物（东莨菪碱、盐酸戊乙奎醚等）及苯二氮䓬类药物；患者肺功能较差，最好给予短效镇静、镇痛药物来维持麻醉，以避免中长效麻醉药物残余效应对患者苏醒期呼吸功能的影响；患者PCI术后6个月，术中应维持血流动力学稳定，避免心肌缺血的发生。麻醉维持选择静吸复合麻醉，七氟烷吸入，静脉泵注丙泊酚、瑞芬太尼、顺式阿曲库铵来维持镇静、镇痛和肌肉松弛。

肺功能保护：机械通气实施低潮气量＋适当呼气末正压（5～8 cmH$_2$O）策略；吸入氧浓度尽量不超过80%，以防止吸收性肺不张，吸呼比例1：（2.0～2.5）；术中实施目标导向或者限制性液体管理方案。

监测指标：有创血压、中心静脉压、心率、脉搏、血氧饱和度、体温、麻醉深度、动脉血气、尿量、呼气末CO$_2$分压、潮气量、呼吸频率、气道压。

血流动力学要求：维持血流动力学的稳定。防止血流动力学波动过大，维持冠状动脉氧供与氧耗平衡，防止心肌缺血。

麻醉要求：维持一定的麻醉深度，保持BIS在40～60。维持血流动力学稳定，防止低体温。纠正凝血功能障碍。调节水电解质平衡，保障机体内环境的稳定。

3. 麻醉苏醒注意事项

（1）苯二氮䓬类药物的拮抗：目前氟马西尼仍然是拮抗苯二氮䓬类药物最有效的药物，但不应常规使用，可以用于拮抗某些患者的呼吸抑制与镇静。使用氟马西尼后，应延长监护时间，以确保患者不会再次出现呼吸、循环抑制。

（2）阿片类药物的拮抗：阿片类药物拮抗剂（纳洛酮）不应常规使用，但是可能用于拮抗某些患者的呼吸抑制。使用药物拮抗后，应延长监护时间，以确保患者不会再次出现呼吸、循环抑制。同时应高度警惕快速拮抗阿片类药物的作用可能引起患者出现疼痛、高血压、心动过速或肺水肿等情况。

（3）肌肉松弛药物的拮抗：根据麻醉维持所使用的肌肉松弛药物选择肌肉松弛拮抗药物新斯的明或舒更葡糖钠来逆转残余神经肌肉阻滞作用。

4. 与恢复室交班关注重点

（1）患者的姓名、年龄、术前简要相关病史、麻醉方式及麻醉中情况、手术方法及手术中的意外情况等。

（2）麻醉期间所用的药物，包括麻醉前抗生素用药，麻醉诱导和维持用药、肌肉松弛药物和逆转药物、术后镇痛药物配方及血管活性药物等。

（3）麻醉与手术中生命体征（血压、心电图、脉搏血氧饱和度、呼吸、尿量和体温等）情况，有无险情或重大病情变化，如困难气道、血流动力学不稳定或心电图有异常变化等。

（4）何时接受过何种治疗，效果如何。

（5）手术中液体平衡情况，包括输液量和种类、尿量、出血量与输血量等。

（6）各种导管情况，如外周动静脉穿刺导管、中心静脉导管、气管导管、导尿管等。

（7）估计手术麻醉后可能发生的并发症及其他有必要交接的内容。

5. 术后管理注意事项

术后镇痛药物的选择如下。①神经阻滞：胸椎旁神经阻滞，0.5% 罗哌卡因 20 mL；②静脉镇痛：以阿片类药物为主，辅以非甾体类抗炎药物、止吐药物。

指导老师总结：随着心脑血管疾病发病率的升高，服用双重抗血小板药物的患者日渐增多，凝血异常增加了麻醉的风险。针对口服双抗药物的患者，应合理权衡出血与栓塞的风险，根据患者病史、症状和体征，支架的类型及放置支架的时间及外科手术出血的风险，评估是否继续使用或停止使用抗凝药物。

参考文献

[1]　邓小明，姚尚龙，于布为，等 . 现代麻醉学 . 4 版 . 北京：人民卫生出版社，2014.

[2]　米勒 . 米勒麻醉学 . 邓小明，黄宇光，李文志，译 . 9 版 . 北京：北京大学医学出版社，2021.

[3]　郭曲练，姚尚龙 . 临床麻醉学 . 4 版 . 北京：人民卫生出版社，2016.

25
高龄主动脉瓣重度狭窄髋部骨折患者的麻醉管理

指导老师	龙小飞	专业基地或科室	麻醉与围手术期医学科	日期	2022 年 8 月 18 日
培训对象	本专业：☑ 一年级学员 ☑ 二年级学员 ☑ 三年级学员				
教学查房名称	高龄主动脉瓣重度狭窄髋部骨折患者的麻醉管理				
教学目标与要求	低年资住院医师：掌握高龄患者术前访视和术前评估的重要意义，掌握主动脉瓣重度狭窄患者术前访视和术前评估的基本内容，评估 ASA 分级标准 中高年资住院医师：老年髋部骨折手术麻醉方案的选择及心脏病患者行非心脏手术的麻醉管理要点				
教学重点	1. 心脏病患者术前访视和术前评估 2. 髋部手术的麻醉特点 3. 主动脉瓣重度狭窄患者的麻醉管理				
教学难点	主动脉瓣重度狭窄患者的麻醉管理				
教学地点	麻醉科示教室				

【病历摘要】

患者，男性，89 岁，身高 163 cm，体重 52 kg。

主诉：摔伤致右侧下肢疼痛、畸形、活动障碍 1 天。

既往史：患者有心律失常病史，自行服用稳心颗粒，有主动脉瓣狭窄病史，胸闷时自行服用速效救心丸。

体格检查：体温 36.5 ℃，脉搏 75 次 / 分，呼吸 20 次 / 分，血压 153/78 mmHg，未见颈动脉异常搏动及颈静脉怒张，双肺呼吸音粗，未闻及干、湿性啰音，心前区无隆起，心率 75 次 / 分，律不齐，心前区可闻及收缩期 4/6 级喷射样杂音。

实验室检查：血常规、电解质、肝肾功能正常。血气分析：pH 7.44，PO_2 67.0 mmHg，

PCO_2 28.4 mmHg，BE –3.5 mmol/L，SaO_2 94.0%。

辅助检查：胸部正位 DR 显示主动脉硬化，右膈抬高。心电图：①窦性心律；②T 波改变。动态心电图检查：①房性期前收缩，部分成对发生，短阵房速；②室性期前收缩；③间歇性 V_5 ~ V_6 导联 ST 段压低 0.10 ~ 0.15 mV；④间歇性 I、aVL、V_5 ~ V_6 导联 T 波低平、负正双向；⑤间歇性 QT 间期延长；⑥心率变异性低于正常范围。心脏彩超：主动脉瓣钙化并重度狭窄及轻度反流；室间隔基底部明显增厚；二尖瓣局部钙化并轻度反流；三尖瓣轻度反流；左心室舒张功能减退。颅脑 CT 平扫：脑萎缩伴放射冠区缺血灶，建议随诊。

术前诊断：①右侧股骨粗隆间骨折；②主动脉瓣重度狭窄；③高血压 2 级；④动脉粥样硬化。

拟行手术：右股骨骨折闭合复位髓内针内固定术。

【教学查房实施过程】

（一）查房准备阶段（示教室）

1. 教学查房成员互相介绍。

2. 通过一个临床麻醉情景案例"男性，89 岁，52 kg。摔伤致右侧下肢疼痛、畸形、活动障碍 1 天。诊断：①右侧股骨粗隆间骨折；②主动脉瓣重度狭窄"，来导出本次查房所涉及的内容，激发学生兴趣，促使学生思考术前访视和术前评估的流程与内容，接下来告知本次查房所要求的重点和难点内容。同时，给每位学员发放知情同意书、ASA 分级标准及评估流程表。

3. 本次查房主要有采集病史、体格检查、沟通手术麻醉风险并指导患者签署知情同意书，由一年级学员主导，二年级学员补充，全程 0.5 小时完成，为患者查体后必须按照规定洗手，注意手卫生。

（二）临床信息采集阶段（床旁）

一年级学员 5 分钟内完成病史汇报。二、三年级学员做病史补充。

根据评估流程表及知情同意书让一年级学员独立完成信息采集及知情同意书的签署（每个学员根据发放的思维导图对患者的相关信息进行流程化询问）。

（1）首先由一年级学员进行一般病史询问。

1）过敏史及药物不良反应史：询问是否清楚过敏原、过敏症状及缓解方式等。

2）吸烟史：吸烟年限、每天吸烟数量、近期是否戒烟。

3）饮酒或吸食毒品：每天饮酒量、饮酒年限、近期是否戒酒；是否有酒精或毒品成瘾；是否长期使用安眠药等。

4）家族史：有无恶性高热家族史、假性胆碱酯酶缺乏史和家族遗传疾病等病史。

5）麻醉手术史：①已实施手术种类、部位及术后恢复情况；②是否发生过气管插管困难，恶性高热、心搏骤停和过敏等严重不良事件；③术后是否发生恶心、呕吐和疼痛等并发症。

（2）困难气道评估：张口度，舌颏距离和舌下甲状软骨距离，甲颏距离，头颈活动度等。

（3）心脏功能评估：可通过爬楼或步行进行活动耐量评估，也可行憋气试验。

（4）一年级学员自主指导患者配合麻醉：回答患者提出的关于麻醉的疑惑和问题，解除患者的焦虑和恐惧，取得患者的信任，运用通俗易懂的沟通方式，介绍麻醉方法和麻醉流程，并指导患者签署好麻醉知情同意书。

（5）二年级学员自主与外科手术医师沟通取得共识：包括外科手术类型、创伤程度、出血量及对重要脏器功能的影响等，共同评估麻醉和手术风险，相互配合要点可通过电话进行沟通。然后，由三年级学员判定 ASA 分级，制定麻醉方案：麻醉方法、麻醉术前准备、麻醉中监测项目、术中关注点（出血量、输液量、尿量）、术后镇痛方案。最后由指导老师做总结。

（三）病例讨论阶段（示教室）

指导老师点评（病史采集是否完整，补充遗漏，关注麻醉相关重点，与家属及外科医生沟通情况）。

问题 1：经过刚刚的病例汇报及麻醉术前访视，相信大家已经对手术患者的情况有详细的了解。接下来我们就来进行术前评估并制定该患者围手术期的麻醉方案，给患者做一下术前评估，然后拟定麻醉方式（一年级学员）。

该患者的手术方式为右股骨骨折闭合复位髓内针内固定术，预计手术时间为 1.5 小时，手术体位为仰卧位。按照心脏风险划分，手术为中危手术；根据 ASA 评分标准，患者 ASA 分级为Ⅳ级，围手术期风险较大，死亡率较高；考虑到该患者年龄大，术前已经进行抗凝治疗，对疼痛异常敏感，且存在严重的主动脉狭窄，椎管内麻醉平面过高，外周循环阻力低，易并发严重的心血管风险。因此给患者选择的麻醉方式是插管全身麻醉＋外周神经阻滞（股神经＋股外侧皮神经）。

问题 2：该患者能不能直接使用腰丛联合骶丛神经阻滞这种麻醉方式完成这个手术（二年级学员）？

该患者术前已经进行抗凝治疗，不适合行椎管内麻醉，腰丛、骶丛神经阻滞的凝血要求和椎管内麻醉的要求是一样的，所以这位患者不宜采用腰丛＋骶丛的麻醉方式，但是可以使用表浅的神经阻滞方法（经股神经、髂筋膜阻滞）。另外，是否可以考虑把气管插管改成喉罩置入？后者对老年患者的生理干扰少和气道损伤会更小一些。

老年患者由于循环的脆弱加上主动脉重度狭窄，麻醉诱导应选择对循环抑制较轻的镇静药物，给予短效镇静、镇痛药物维持麻醉，以避免中长效麻醉药物残余效应对患者苏醒期呼吸功能的影响，影响神经递质的药物如抗胆碱药物东莨菪碱、盐酸戊乙奎醚等，以及苯二氮䓬类药物应该加以避免。患者入手术室接好监护，建立外周静脉通路和有创动脉压监测。先在超声引导下行股外侧皮神经阻滞＋股神经阻滞，测定麻醉效果后，开始全身麻醉诱导，给予适量舒芬太尼＋依托咪酯全身麻醉后置入喉罩。

问题3：对于有心脏疾病行非心脏手术的患者，应选择对循环抑制影响较小的麻醉药物。诱导完后你打算如何进行麻醉管理（三年级学员）？

术中监测各项生命体征，尽量维持患者体征平稳。该患者主动脉瓣重度关闭不全，根据主动脉狭窄患者行非心脏手术的麻醉管理原则：①避免心动过速，否则会加重左心室负荷、增加心肌需氧量，导致心力衰竭；②避免严重的心动过缓，因每搏量已下降，需维持正常的窦性节律以保证冠状动脉的灌注；③可用血管收缩药物将血压维持在安全水平，低血压时应用拟肾上腺素受体激动剂处理，如去甲肾上腺素、去氧肾上腺素，因为血管阻力降低时的低血压和冠状动脉灌注减少可能导致心肌缺血；④除非血压严重下降，避免应用正性肌力药物；⑤保持适当的容量负荷。

问题4：对于主动脉瓣重度狭窄的患者，麻醉管理的目标是维持窦性心律和相对较慢的心率、保持相对较高的前负荷和外周血管阻力，保持心肌收缩力。除了要了解需要注意的地方，如何制定主动脉瓣狭窄术中易并发的危机事件的预防处置预案（三年级学员）？

1）心源性猝死：患者有主动脉瓣钙化并重度狭窄，室间隔增厚（17 mm），围手术期患者可能发生心肌缺血、心绞痛发作、恶性心律失常、心力衰竭、心室颤动、心搏骤停。

监测：五导联的心电图监测及ST段监测。

预防：维持合适的麻醉深度，保持充分的氧供，维持较慢心室率，减少心肌的氧耗。维持适当的外周血管阻力，防止外周血管阻力过低，维持有效的冠状动脉灌注压。

处置预案：备好艾司洛尔、右美托咪啶、去氧肾上腺素或去甲肾上腺素、肾上腺素、硝酸甘油。一旦出现ST-T改变，给予减慢心率、增加外周血管阻力、扩张冠状动脉血管处理；若发生心搏骤停，给予紧急胸外心脏按压抢救措施。

2）顽固性低血压：患者室间隔基底部严重肥厚，厚达17 mm，在血容量不足的情况下会发生SAM征，出现顽固性低血压。

监测：有创动脉血压监测出现顽固性低血压，常规给予升压和增强心肌收缩力的药物无改善甚至恶化时，可行经胸或经食管超声检查，明确诊断。

预防：麻醉诱导和麻醉维持中需维持合适的前负荷，避免出现 SAM 征。

处置预案：麻醉诱导和麻醉维持中维持适当的前负荷，避免低血容量，一旦出现顽固性低血压，经胸或经食管超声明确为 SAM 征，应及时补充血容量，使用艾司洛尔降低心肌收缩力。

问题 5：对于该老年患者的髋部手术，还应注意些什么（三年级学员）？

该患者高龄、卧床易发生深静脉血栓，行股骨骨折闭合复位髓内针内固定术易发生脂肪栓塞，这些易导致术中发生肺栓塞。

监测：进行血氧饱和度监测和有创血压监测，是否存在颈静脉血管怒张等。

预防：术前进行深静脉血栓预防；外科医师应小心处理骨髓腔，防止脂肪栓塞。

处置预案：一旦术中出现严重的低氧血症、顽固性低血压，以及颈静脉怒张严重的右心功能障碍，可行经胸和经食管超声检查协助诊断。诊断明确可急诊建立体外循环行取栓术。

指导老师总结：患者的麻醉方案定为喉罩全身麻醉复合股神经＋股外侧皮神经阻滞，术中注意心肌缺血的心电图监测，维持血流动力学稳定及肺栓塞的预防。查房结束后医师为患者在床旁行髂筋膜阻滞解除患者的术前疼痛，麻醉护士准备好局部麻醉药物及抢救药物。麻醉前准备好麻醉所用药物及穿刺所用物品。该患者的教学查房，可以让大家对老年髋部手术的麻醉管理和主动脉瓣重度狭窄的非心脏手术的麻醉管理有很好的掌握。

参考文献

[1] 杨拔贤，李文志．麻醉学．3 版．北京：人民卫生出版社，2013．

[2] 邓小明，姚尚龙，于布为，等．现代麻醉学．4 版．北京：人民卫生出版社，2014．